Nascimento Ho'oponopono

Meditações em Ho'oponopono

para

Gravidez & Nascimento

por Jemmais Keval-Baxter

publicado por Matrilineal Ink™

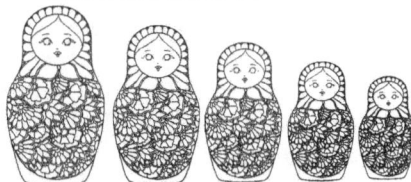

Matrilineal Ink

www.matrilineal.cl

Nascimento Ho'oponopono

Meditações em Ho'oponopono

para

Gravidez & Nascimento

Por Jemmais Keval-Baxter

Publicado por Matrilineal Ink™

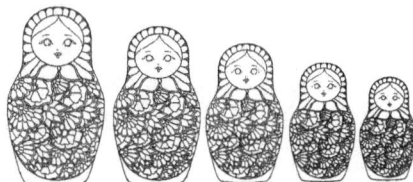

Matrilineal Ink

www.matrilineal.cl

E também por Jemmais Keval-Baxter

Um Guia para Doulas da Menstruação,
Um Guia para Doulas da Placenta,
Um Guia para Doulas da Nutrição,
Um Guia para Doulas da Amamentação,
Um Guia para Doulas da Instrução.

Doula Doudles 1

"Eu" sou o "Eu"

OWAU NO KA "I"

"Eu" venho do vazio para a luz,
Pua Mai au mai ka po iloko o ka malamalama,
"Eu" sou a respiração que nutre a vida,
Owau no ka ha, ka Mauli ola,
"Eu" sou aquele vazio, o oco além de todas as consciências,
Owau no ka poho, ke ka'ele mawaho a'e o no ike apau.
O "Eu", o Id, o Todo.
Ka "I," Ke Kino Iho, na Mea Apau.

"Eu" desenho meu arco-íris através das águas,
Ka a'e au "I" ku'u pi'o o na anuenue mawaho a'e o na kai a pau,

O continuum das mentes com matérias.
Ka ho'omaumau o na mana'o ame na mea a pau.
"Eu" sou a inspiração e a expiração da respiração,
Owau no ka "Ho" a me ka "Ha," A Brisa invisível, intocável,
He huna ka Makani nahenahe,
O átomo indefinido da criação.
Ka "Hua" huna o Kumulipo.
"EU" sou o "EU."
Owau no ka "EU."

Este livro é dedicado ao Nascimento Divino.

Índice

Introdução

Eu tenho passado os últimos poucos anos pesquisando e compilando muitas informações a respeito da fertilidade, gravidez, parto, pós-parto, amamentação, e pais precoces, para mim e meus clientes. Como uma doula, uma educadora natural do parto, e mãe, eu encontrei a prática de Ho'oponopono como uma inestimável prática para manter a paz, amor, cura, e liberdade pessoal. Compartilhar Ho'oponopono com os futuros pais transformou-se em uma parte vital de meu trabalho, e em consequência, minha própria metodologia para aplicar os princípios e técnicas do Ho'oponopono e técnicas de nascimento, juntamente com minhas próprias ideias e inspirações divinas que evoluíram no método do nascimento de Ho'oponopono.

O nascimento de Ho'oponopono desenvolveu-se como um guia prático para preparação para a gravidez, o parto, e cuidados paternais e maternais.

Escrever e editar este livro tem sido uma fonte profunda de conhecimento e inspiração, um processo da limpeza que enriqueceu minha vida, e providenciou a mim uma fonte mais profunda e mais significativa da liberdade pessoal, da paz, e da harmonia com o universo. É através deste livro que eu compartilho estas bênçãos com os futuros papais e mamães. Eu sei que o encontrará no momento perfeito de fazer um impacto duradouro e positivo em sua vida, e sua experiência como uma mãe ou pai.

Como Maya Angelou diz, "quando você aprende, ensina, quando você adquire, dá." Eu não posso pensar em nada melhor do que trazer o presente poderoso e curativo de Ho'oponopono às recém e futuras mães, aos pais, e às famílias enquanto se preparam para dar boas-vindas às crianças divinas e perfeitas que entrarão neste mundo.

Os meus agradecimentos mais profundos e devotados a Tanisha Mendieta, a Nicola Goodall, Ray Brooks, a Christa Geraghty e a Camilla Toro por suas colaborações ao meu projeto com traduções, edições e sugestões, a minha família e a todos os outros que me ajudaram dando suporte e inspiração durante a escrita deste livro, e também em cada aspecto de minha vida. Obrigado, a inspiração Divina e ao amor infinito.

Parte I

O que é Ho'oponopono?

Ho' oponopono significa fazer ou criar. *Pono* significa correto, certo ou congruente. *Ho'opono* significa fazer o certo, e *Ho'oponopono* significa fazer certo mais de uma vez; em outras palavras, corrigir um erro e definir as coisas corretamente. Quando nós estamos legalmente e moralmente corretos de todas as coisas, então tudo acontece sem esforço, nossos trajetos são claros, e nós estamos alinhados e sincronizados com a vontade do Divino - o Ritmo Divino do universo.

De onde Ho'oponopono vem?

Ho'oponopono é um sistema havaiano de Cura e Meditação.

O Tradicional Ho'oponopono foi praticado por Kahuna (sábios guardiões) Lapa'au (das palavras e cantos) por séculos. Este Kahuna Lapa'au foi selecionado entre seus povos, seguindo a vontade divina, e dedicado à divindade antes de comprometer-se com anos do treinamento e aprendizado realizados pelo Sênior Kahuna Lapa'au que agiu como um mentor; compartilhando conhecimento sagrado, e iniciando-os no papel do facilitador para que a energia e a vontade divina manifestem-se através da comunidade, consertando erros e restaurando a harmonia.

A maioria das intervenções de Ho'oponopono ocorreram tradicionalmente dentro dos grupos da família e sempre foram guiadas e supervisionadas pelo Kahuna Lapa'au. O Kahuna Lapa'au, como todo Kahuna (guardiões da sabedoria), são membros altamente respeitados das comunidades indígenas havaianas. Cada Kahuna é obrigado a procurar e encontrar o aprendizado que irá dar continuidade a seu trabalho depois que eles se forem, como parte de sua responsabilidade ao bem-estar e ao futuro de sua comunidade. Desta maneira, o tradicional Kahuna Lapa'au representa uma linhagem ininterrupta, com a sabedoria e as vibrações que remetem muitas gerações de Kahuna Lapa'aus.

Kahuna Lapa'au Morrnah Nalamaku Simeona era uma praticante altamente talentosa, renomada, e revolucionária de Ho'oponopono que desenvolveu um método modificado chamado de Identidade Própria através do Ho'oponopono em 1976 (embora ela tenha declarado que vinha intuitivamente praticando o seu próprio método de Ho'oponopono desde a idade de dois anos).

Durante sua vida, Kahuna Lapa' au Morrnah Nalamaku Simeona foi reconhecida como um tesouro nacional das ilhas havaianas e na propagação do seu método da Identidade Própria através do Ho'oponopono, com palestras, seminários, e artigos, fundando primeiramente os 'Seminários de Pacifica' e mais tarde a fundação de I, Inc. Liberdade do Cosmos.

Kahuna Lapa'au Morrnah Nalamaku Simeona praticou Ho'oponopono tradicional por muitos anos antes do refinamento e de simplificação da prática para o uso popular, permitindo todos os povos de serem conscientes e eficazes na limpeza e eliminação de informações. Nós todos estamos conectados, criando e co-criando a realidade em que vivemos; quanto mais as pessoas estão trabalhando para limpar as informações, melhor será para todo mundo.

O método de identidade própria "Self I-Dentity" através de Ho'oponopono que Kahuna Lapa'au Morrnah Nalamaku Simeona ensinou, incentivou e permitiu cada pessoa ter 100 por cento de responsabilidade para si, comunicando-se diretamente com o Divino, e meditando em seus objetivos a fim de curar e suas vidas. O método da Self I-Dentity (Identidade-Própria) através de Ho'oponopono é usado para corrigir nossos próprios erros sem a necessidade da presença de um Kahuna Lapa'au representando nossos interesses. Isto abriu o mundo para Ho'oponopono, colocando esta poderosa ferramenta havaiana de cura nas mãos de todos, mesmo aqueles que não sejam nativos da ilha.

Os povos havaianos, como todos os povos indígenas, reconhecem que o mundo é interconectado com todas as coisas em seu universo, incluindo a natureza, os elementos, os povos, os animais, e objetos animados ou inanimados. Talvez Kahuna Lapa'au Morrnah Nalamaku Simeona reconheceu que na idade multicultural moderna, a comunidade havaiana esteve restringida já não aqueles que viveram nas ilhas, mas todos os membros de nossa comunidade global como uma família, e que a fim de resolver questões e corrigir os erros dentro desta família global gigante, nós todos precisamos dar um passo à frente e tomar responsabilidade para retificar nossos erros.

Ho'oponopono refere-se a limpeza e a solução de problemas, conduzindo à paz em cada momento. Ho'oponopono é a melhor, e mais poderosa técnica pacífica e suave não-confrontadora - é compatível com todas religiões e crenças dos Quakers aos Hindus aos budistas e aos americanos nativos.

Entre centenas de pessoas com que Kahuna Lapa'au Morrnah Nalamaku Simeona podia compartilhar seu talento e método, existia um homem chamado Dr. Ihaleakala Hew Len que estudou e trabalhou com Kahuna Lapa'au Morrnah Nalamaku Simeona por mais de 10 anos, e que assumiu o cargo de Professor Master da Fundação do "I" SITH, depois que ela morreu em 1992.

Dr. Ihaleakala Hew Len trouxe a atenção do mundo à prática de Ho'oponopono depois que um artigo foi escrito sobre sua contribuição à reabilitação de presos criminosos e insanos no hospital psiquiátrico havaiano de máximo-segurança, usando Ho'oponopono. A transformação profunda e notável que se seguiu levou à redundância e fechamento da instalação. Dr. Hew Len não ofereceu o tratamento a nenhum dos funcionários ou dos pacientes, nem trabalhou com eles pessoalmente e profissionalmente. Seu papel na transformação era uma retrospecção, da limpeza, e da cura interna. Ele declarou que curando ele mesmo, podia curar outros e que a técnica era replicável. Ele podia ensinar qualquer um a curar a si mesmo, e o mundo em torno deles, através do Ho'oponopono e do conceito de 100 por cento de responsabilidade.

100% de Responsabilidade

O mundo é o que nós pensamos que é. Nós criamos nossa própria realidade. Nossa perspectiva, nossas expectativas, e nossas interpretações determinam nossa experiência do mundo em torno de nós. Nós estamos na responsabilidade de nossa própria realidade porque nós podemos conscientemente decidir no que prestar atenção, quais pensamentos teremos, e quais conhecimentos obteremos.

Nossos pensamentos afetam nosso estado de mente e de emoções, o que significa que nós somos também encarregados da qualidade de nossas experiências. O que nós focamos se torna nossa realidade, e amplia na proporção direta à quantidade de atenção que nós colocamos nela. Isto é porque um direcionamento errado é frequentemente uma ferramenta útil para ignorar, e eliminar efetivamente os efeitos da dor.

Nós somos 100 por cento responsáveis pelo nosso universo e nossa vida.

Imagine que você quer 12 maçãs, então você vai ao pomar escolher algumas. Há mais de doze na árvore, então você escala, e escolhe quantas você quer. Você não consegue alcançar todas, e daquelas que você consegue, algumas estão podres ou não estão maduras, então você acaba ficando com dez maças. Você poderia ficar satisfeito e grato que você tem dez maças a mais do que antes, ou você poderia ficar decepcionado porque você tem duas a menos do que você queria.

Nossas atitudes e percepções definiram nossa realidade e nosso estado de mente. Nossa percepção define nosso mundo.

De acordo com o Dr. Hew Len, há mais de 11.000.000 partes de dados que funcionam através do subconsciente da mente a todo momento, contudo, nossa consciência está ciente de aproximadamente 40 partes de dados, no máximo. Os dados que funcionam em nossas mentes são como a poeira, vírus, ou partes de código de programação de computador, que continuam a funcionar infinitamente até que nós encontremos uma maneira de pará-los e apagá-los.

Embora nossa percepção da realidade seja subjetiva, quando nós a olhamos do nível subconsciente, estes dados tem uma capacidade igual de manifestar situações e eventos no mundo material. Estes vírus podem ser absorvidos de qualquer lugar—dos pais, colegas, cultura, religião, dos comentários gerais no ônibus, ou no nosso nascimento.

Se eu perceber um problema que se manifesta em minha vida, então de alguma maneira, em algum lugar dentro de mim, existe alguma informação persistente que está causando este tipo de manifestação. Desde que estes dados estão comigo, eu tenho o poder e a capacidade deletar também as suas manifestações em meu universo "exterior".

Nós todos vemos o mundo e nossas experiências de dentro de nós mesmos, e quando nós tentamos exteriorizar, é impossível o fazer. Nós nunca experimentamos qualquer coisa fora de nós mesmos, porque nós somos o centro do nosso próprio universo e partes do próprio universo. Nós temos o poder infinito dentro de nosso próprio universo porque mudando a nós mesmos, podemos mudar nosso mundo.

Nós todos somos conectados, e nós compartilhamos da mesma respiração. Nós compartilhamos dos mesmos átomos que circulavam em nossos antepassados desde os tempos imemoráveis. Nós compartilhamos de um mundo que é entrelaçado em cada nível-ecológico, sócio ecológico, psicológico, metafísico, e tecnológico—como por explo a Internet que nos conecta imediatamente aos pensamentos, às palavras, e às ações de centenas de pessoas distantes. Nós todos temos uma influência sobre o outro e o mundo em torno de nós. É uma das crenças mais prevalentes e fundamentais em todas as cosmologias indígenas. Nós estamos interconectados. Nós existimos na reciprocidade. Essencialmente, nós somos as faces da mesma divindade. Nada existe isoladamente. Então, se eu me curar, eu curo você. Se eu me curar, eu curo o mundo. Para mim sou o universo, e o universo está em mim. Nós somos todos um só.

A qualquer hora a mente consciente pode estar ciente de até 40 coisas de uma só vez, podendo ser um cheiro, um som, nossa voz interna, o sentimento de nossos pés na terra, as cores em torno de nós, etc., nós podemos somente focalizar em uma quantidade de informação limitada ou estimulação sensorial de uma vez. Ainda, sob a superfície, a mente subsconsciente contem milhões das partes de informação—fluindo, repetindo, e flutuando ao redor de uma só vez. A informação é armazenada dentro de nós mesmos durante toda nossa vida, incluindo tudo que nós experimentamos durante nossa infância: o sonho que nós pensamos que nós nos tínhamos esquecido da última noite; os padrões comportamentais que nós recebemos de nossas famílias e gerações anteriores; a opinião que nós escolhemos sobre a sociedade; e mesmo as memórias de nossas vidas passadas. A menos que nós façamos uma limpeza, nós continuaremos a utilizar estas memórias opressivas que já não nos servem no presente.

"Só nós mesmos podemos limpar nossa mente" Bob Marley

Todos estes programas que estão constantemente funcionando, e enquanto algum deles nos beneficiam, como por exemplo saber como andar, dirigir sem muito esforço consciente, ou como ler um livro (sabendo que cada letra tem seu som, que forma uma palavra, e que tem seu significado, etc.), existe uma variedade de programas que não são úteis—aqueles que causam sofrimento, raiva, dor, tristeza, criticismo, julgamentos, dúvidas sobre nós mesmos e medos.

Nós sabemos só de examinar nossos pensamentos, que a maioria de nós tem um grande sentimento negativo de diálogo crítico sobre nós mesmos. Há alguns programas que sobraram da infância quando alguém nos disse que éramos gordos, feios, estúpidos, fracos e sem valor. Outros programas continuaram dizendo coisas como, "se fumar você irá morrer" ou, que "isto está tudo bem", ou então que "comer um bolo significa que é tempo de celebração e recompensa" ou "se você comer o bolo você ficará gordo"; e nós acreditamos em tudo de forma igual.

O que nós acreditamos de toda essa informação, é o que se manifestará em nossa experiência, e é o porquê de existir o chamado fenômeno placebo. O efeito placebo descreve uma melhoria benéfica baseada nas expectativas positivas e nas crenças de um indivíduo. O efeito do Placebo é particularmente evidente no campo da medicina, onde comprimidos de placebo com uma substância inerte produzem melhorias físicas nos pacientes. O menos conhecido efeito Nocebo descreve efeitos deteriorantes devido a expectativas negativas e crenças. É por causa do efeito de Nocebo e do poder de nossa crença que nós vemos uma taxa alta de mortalidade das doenças relacionadas ao fumo *depois que* advertências foram colocadas nos pacotes do cigarro. É também porque alguns povos continuam a fumar, mesmo que saibam que fumar pode os matar mais tarde. Os dados de fumar ainda estavam presentes, o programa para fumar estava tocando em 'loop' (repetição). Um fumante pode tentar superar um conjunto de hábitos, ou, usar sua força de vontade para reprimi-los, mas, a menos que apague o programa, ele continuará a funcionar e ressurgir.

Quando nós nos comportamos sempre da mesma maneira, nós teremos sempre os mesmos resultados, e a menos que nós quebremos estes padrões velhos de pensamento, nós iremos perder qualquer chance de crescimento ou inspiração.

Há um conjunto crescente de evidências que sugere que a maioria de nossas ações, pensamentos e escolhas são feitas no subconsciente antes que possamos processá-las conscientemente, é fácil ver porque as pessoas continuam a repetir os mesmos erros outra vez, como acabar caindo no mesmo tipo de relacionamentos abusivo, padrões viciantes e depressão. Eles estão presos ao mesmo roteiro. Se você já assistiu um filme ruim, então você sabe que você nunca mais gostaria de vê-lo novamente. Por que repetir algo que não lhe traz a alegria? Nós não queremos reproduzir o mesmo drama uma outra vez em nossas vidas apenas para passar o mesmo roteiro para a nossa descendência e tê-los repetindo. Queremos apagar o roteiro, desligar a TV e pegar uma folha de papel em branco para que a inspiração possa nos escrever uma nova história — uma que seja adequada para nós.

Sempre que tentamos usar nossa força de vontade para imprimir um novo hábito ou programa através de afirmações, visualizações, auto hipnose e meditações guiadas, simplesmente adicionamos mais um programa além de todos os outros que já existem na esperança que eles se manifestem. Nós os reforçamos o máximo possível para torná-los mais fortes e mais eficazes. Criando esse programa e aplicando nossa vontade e intenções no mundo, na verdade estamos criando mais interferência entre a Consciência Divina e nós mesmos.

Somos todos criados com um propósito perfeito e harmonioso com todos os outros seres vivos no universo. Quando atuamos em congruência com a nossa natureza superior (alma/ planta da vida/plano), nos conectamos ao Espírito e nos abrimos até a sua Inspiração Divina, então nos permitimos ser guiados a ação correta para o nosso bem supremo, em todos os momentos. É com este objetivo em mente que Ho'oponopono é usado para limpar dados e restaurar a Identidade-Própria para Zero, de modo que, somente a inspiração Divina e a vontade Divina atuem em nossas vidas.

A única escolha é apagar os dados, cancelar as memórias, e limpar a programação. Quando está tudo quieto, e nós conseguimos um estado de Zero (Dr. Ihaleakala Hew Len); Vácuo (Buddha); Coração puro (Jesus); ou estado em branco (Shakespeare), e não há não mais interferência, então conseguiremos receber a palavra de Deus.

Quando nós estamos abertos à inspiração, e nós estamos agindo a partir do Divino, então tudo que nós faremos será para o nosso melhor interesse. Tudo será fácil e liberado. Não iremos experimentar o sofrimento ou estagnação - apenas a divindade e o caminho certo. Meios de Ho'oponopono para corrigir um erro (para fazer corretamente).

A cultura Polinésia, por necessidade, tem uma história longa e orgulhosa com viagens marítimas e navegação. Devido ao seu conhecimento proficiente e íntimo de astronomia e correntes oceânicas, eles conseguiram percorrer distâncias incríveis e criar portos em suas ilhas de destino. Sua habilidade para apontar para uma ilha específica em meio à grande extensão do Oceano Pacífico era um feito incrível.

Um dos conceitos mais profundos que aprendi na sabedoria da cultura havaiana, foi a ideia de que os navegadores foram ensinados a não buscar seu objetivo através do esforço e da luta, como a cultura ocidental geralmente sugere que devemos fazer (objetivo, ambição e sem dor, conceito sem ganhar). Mas sim, colocar-se no alinhamento correto com as estrelas para que as correntes do mar, e a terra que eles estavam procurando com canoas, realmente viessem até eles.

Nós nos desgastamos sempre que lutamos contra a corrente, e, embora possamos alcançar nossos objetivos, muitas vezes causamos sofrimento. Um programa predominante é que merecemos o sofrimento para sermos dignos de alcançar nossos objetivos. Quando nós estamos em alinhamento com o universo, então tudo que nós necessitamos nos vem sem resistência.

"Meu coração está à vontade sabendo que o que é destinado para mim nunca mais me faltará e o que me falta nunca foi destinado para mim". Imam al Shafi'I

Os dados que flutuam no subconsciente podem nos afastar ou nos puxar para baixo. Quando removemos os dados e começamos a ouvir nossa intuição ou inspiração do Divina, então liberamos nossas intenções e nos alinhamos com a corrente divina para nos levar ao nosso caminho certo. Meios de Ho'oponopono que ajustam as coisas corretamente.

A Divindade nos criou em perfeito alinhamento e ritmo, e nossa verdadeira natureza é esse estado de "Zero". Em Zero, nós podemos sentir a paz e receber a inspiração Divina para nos guiar. Quando tomamos medidas inspiradas, o que é certo e perfeito para nós chega em nossas vidas.

Obter 100% de responsabilidade é perceber que não existem problemas externos a nós mesmos. Tentar consertar outras pessoas nunca funciona, pois não é possível mudar os outros, ou usar intenções para mudar o mundo fora de nós. O único lugar que temos direito, e somos capazes e poderosos o suficiente para efetuar uma mudança está dentro de nós mesmos. Devemos nos curar e nos mudar, para que a sabedoria divina flua através de nós para o mundo. Uma vez que somos diferentes, o mundo que nos rodeia nos responderá de forma diferente. Se modelarmos nossa paciência, apresentaremos um exemplo positivo para aqueles que nos rodeiam e, ainda por cima, nossa paciência nos proporcionará paz e liberdade internas à medida que liberamos nossas expectativas. A liberdade, a paz, a congruência e a integridade são nossos objetivos — vida autêntica.

Pense em um céu lindo, claro e azul — com a forte luz solar (Divindade) brilhando, ajudando as plantas a crescer, dando calor, produzindo vitamina D, etc. Os dados errôneos são como as nuvens; eles podem cobrir o céu, trazer chuva e dificultar a luz solar. Mas o céu ainda está lá, a luz do sol ainda está lá, e as nuvens não permanecerão para sempre. Podemos limpá-los e restaurá-los para nosso dia se tornar perfeito.

Dr. Hew Len pergunta frequentemente, *"Onde está o problema? Você percebeu que sempre que há um problema, você está lá?* " Como a árvore que cai no bosque sem fazer um som porque não havia ninguém por perto para ouvir, não há problemas sem que as pessoas os percebam. A percepção de um problema encontra-se dentro de nós.

"Um problema é somente um problema se nós dissermos que é, e um problema não é o problema, como nós reagimos ao problema é o que se torna o problema." - Dr. Ihaleakalá Hew Len [1].

"O céu e o inferno estão dentro de nós, e todos os deuses estão dentro de nós ... quando nos desviamos, vemos todos esses pequenos problemas aqui e ali. Mas, se nós olharmos para dentro, nós vemos que nós somos toda a fonte deles." [2].

"É como olhar em um espelho. O que você vê no espelho é você; o que você vê na vida é também você... O que não gostamos nos outros é muitas vezes o que nós inconscientemente temos e não gostamos em nós mesmos ... tentar mudar o mundo exterior de outras pessoas é como ficar na frente do seu espelho do banheiro pela manhã e colocar maquiagem no espelho, ou raspar o espelho.
" [3].

A prática de Ho'oponopono reconhece que, com todos os infinitos programas que funcionam através do universo (que se acumulam e se multiplicam desde o início dos tempos), apenas alguns deles tocam nossas vidas. Quando algo surge em nossa vida sob a forma de um artigo no jornal, ou uma história de um amigo, ou uma reação emocional, etc., todos os programas que experimentamos existem dentro de nós. O universo que experimentamos existe não só dentro de nós, mas também é compartilhado com todas as outras pessoas no mundo que estão vivendo. Consequentemente, se eu apagar os dados dentro de mim e cancelar o programa (de modo que já não está funcionando), então eu efetivamente cancelei esse programa em todos os outros, também. Eu limpo o programa para todos de forma permanente.

Quando o Dr. Hew Len estava trabalhando na instalação psiquiátrica de criminosos loucos no Havaí, ele passou horas sozinho em seu escritório, lendo os arquivos dos pacientes (que estavam preenchidos com os crimes mais hediondos e imagináveis) e refletindo suas próprias reações às informações que ele estava a ler. Ao invocar essa informação em sua vida, ele absorveu o programa que estava funcionando para que, uma vez que ele limpasse esses dados dentro de si mesmo, compensaria todas as suas reações, pensamentos, desgostos, medos e julgamentos, etc. Ele limpou todo o programa; assim, liberando todos os outros que estavam presos neste programa para que nunca mais tivessem que reviver estes dados novamente.

Tal processo levou um bom tempo. O Dr. Hew Len trabalhou na instalação por mais de dois anos, e durante esse período, ele limpou os dados por horas e mais horas, antes de entrar na instalação, enquanto ele estava dentro das instalações e depois de sair da instalação. Lentamente, mas certamente, as mudanças significativas foram observadas não apenas por ele, mas por toda a equipe de funcionários, pacientes, e todos outros envolvidos.

Durante esse tempo, a instalação psiquiátrica transformou-se de um lugar de violência e sofrimento — onde os pacientes loucos foram mantidos por anos, lutando entre eles, atacando os membros da equipe e tornando o lugar insuportável para trabalhar, que a equipe teve uma incrível alta taxa de mudança — em uma instalação que estava reabilitando pacientes e liberando-os para a comunidade dentro de um período de resposta de 3-4 meses. Não só isso, mas toda a equipe se tornou tão feliz no trabalho que eles estavam com excesso de funcionários! A transformação foi tão profunda que, após esses dois anos de limpeza consistente por parte do Dr. Hew Len, a instalação tornou-se desnecessária e foi fechada.

Ao limpar todos os programas de dentro dele, o Dr. Hew Len conseguiu libertar outras pessoas que estavam presas na armadilha. Procurou ativamente apagar tantos dados como possivelmente poderia, e não se escondeu dos problemas nem evitou a responsabilidade. Dr. Hew Len assumiu 100 por cento de responsabilidade para tudo que tocou seu mundo, e ensinou seus estudantes a fazer o mesmo.

Conflitos e complicações surgem quando colocamos obstáculos e limitamos as crenças entre nós e a abundância de amor e luz — o Eterno Divino.

Todo mundo é perfeito. Todos nós somos feitos à imagem do Divino, o que nos torna divinos. Quando alguém está irritado, não é seu eu verdadeiro, mas meramente um programa da raiva que foi ativado, com o qual eles se tornaram conectados. Podemos compartilhar esse programa testemunhando de sua raiva, então limpamos todos os dados dessa raiva dentro de nós mesmos (assim como o Dr. Hew Len fez com os pacientes psiquiátricos). Isso inclui nossas reações a ele e qualquer coisa dentro de nós que possa ter desencadeado essa raiva em primeiro lugar, liberando a nós mesmos e a outra pessoa que possui este programa de raiva.

A Bíblia diz, *"Ame seus inimigos."* Quando nós cancelamos todos os dados e apagamos o vírus do ódio e da raiva que estão escritos no nosso subconsciente, nós então restauramos a perfeição, liberando nós mesmos e nossos "inimigos" para sempre.

É tolice olhar para fora de nós mesmos achando que iremos mudar o mundo. É somente assumindo a total responsabilidade por tudo o que vivenciamos, e limpando todos os dados dentro de nós, que nós removeremos então estes dados do mundo.

100% de responsabilidade é mudar a forma como percebemos outras pessoas e problemas.

"O Ho'oponopono que nós fazemos não está mudando a outra pessoa porque aquela pessoa é perfeita, mas o que é imperfeito são os dados, e temos que pedir à divindade que converta esses dados em Zero". Dr. Hew Len

---

A responsabilidade de 100 por cento não é sobre culpa, nem sobre defeito. Não é sua culpa que coisas ruins acontecem no mundo. 100% de responsabilidade significa que nós podemos consertar e empoderar nós mesmos no processo.

100 por cento de responsabilidade não é sobre julgamento. Os programas flutuam ao redor como bactérias, e é fácil pegá-los, assim como pegar um resfriado, e esse programa continuará funcionando sem parar até que nós o limpemos. As pessoas que fazem coisas ruins estão com dados ruins, revivendo memórias ruins, experimentando karma ruim e continuando com uma má programação. Uma vez que removemos os dados, eles são então libertados desses comportamentos, pensamentos e ações. Até a culpa e o julgamento são dados.

Quando nós apagamos todos os dados, todos os dados se destroçam e flutuam ao redor libertando-se no universo, então nós podemos entrar em estado Zero.

Quando nós estamos em Zero, nós agimos da inspiração, e nós recebemos a orientação do Espírito.

Nós somos livres — não para experimentar o vazio, mas para ser livre com a experiência em cada momento abençoado. Existem apenas duas opções: reprisar um programa ou agir a partir da inspiração. Dados ou Divino. Então como você sabe se o que você está experimentando é inspiração divina ou apenas dados?

"Como você sabe se alguém que adquire câncer, deu a si mesmo ou foi dado a eles pelo Divino como um desafio para ajudá-los? "....

"Eu não tenho ideia "eu respondi", "e tampouco tenho eu", disse o Dr. Hew Len, "e é por isso que você tem que constantemente limpar, limpar e limpar. Você precisa limpar qualquer coisa e todas as coisas, pois não tem ideia do que é uma memória e o que é Inspiração. Você limpa para chegar a um lugar de limite Zero, que é o estado Zero ... se você criar sua própria realidade, então você cria tudo o que você vê, mesmo as partes que você não gosta" [4].

Milhares de pessoas se suicidam todos os anos porque nós nos suicidamos milhares de vezes em nossas próprias mentes. Da mesma forma, as guerras se estendem enquanto custam vidas porque estamos em guerra com nós mesmos. Milhões morrem de fome porque criamos escassez, e continuamos com o medo dos programas em nossas mentes. No entanto, sabemos que há o suficiente, que sempre houve o suficiente, e sempre será suficiente o amor, o sustento e abundância de todos os tipos.

Muitas vezes, ocorre-me que os pensamentos de escassez resultam da infância quando nos recusaram o preenchimento pelo leite materno, sendo mantidos ou confortados pela cama compartilhada durante a noite; quando nossos instintos nos disseram o que precisávamos, e nossa mãe tinha a escolha de confiar nessas necessidades inatas ou de negá-las por medo de "estragar-nos".

Você não estraga uma criança atendendo às suas necessidades, mas você pode prejudicar essa criança, negando suas necessidades e falhando em cumpri-las.

Na teologia cristã, há demônios com apetites insaciáveis que causam miséria e destruição no mundo. Na cosmologia indígena, há o Wendigo que deseja, consome e cresce sem saciedade. Em nosso paradigma moderno, temos psicopatas incapazes de amor e que só destroem, manipulam e corrompem acumulando ambiciosamente riqueza e outros troféus sem fim. Como um câncer que cresce — infinitamente, egoisticamente, insaciável — não pode haver satisfação, sem fim para a fome. O que está dentro de nós mesmos que não conseguimos amar e ser preenchidos, ou então que negamos o perdão e a paz? O que acontece conosco que nunca nos sentimos satisfeitos? Nunca é o bastante? Estão estas coisas se manifestando no mundo como atos imperdoáveis e fome insaciável, que destroem e corrompem, porque existem dentro de nós?

Quando apagamos os dados, as limitações, as paredes e as barreiras que impedem a transformação e a transmutação do Amor do Divino a esses programas que espreitam nos recessos de nossas mentes, nós apagamos sua manifestação no mundo.

Para que haja o suficiente, devemos ser suficientes. Fazemos isso salvando e completando a nós mesmos.

Criança Interior

Quando Kahuna Lapa'au Morrnah Nalamaku Simeona desenvolveu o Identidade-Própria através de Ho'oponopono, ela ensinou que todas as moléculas do universo, cada Identidade-Própria é composta de quatro elementos: a Consciência Divina (isto é, Inteligência Divina, Deus, Eu), o qual é compartilhado por todos nós e é a fonte de toda a criação; A mente super-consciente (ou seja, o Espírito, o Espírito Santo, o Eu Superior ou, como os havaianos chamam, *Aumakua*, o Pai); a mente consciente (isto é, razão intelectual, o *Uhani*, a Mãe); e a mente subconsciente (isto é, o *Unihipili*, *Keola*, criança interior, intuição).

"A existência é imortal e, portanto, é eterna. Aumakua, Au significa atravessar todo o tempo e espaço, e Makau significa Espírito Santo ou um Deus. Há uma parte de você que é atemporal, e há uma parte de você que não tem restrições. Essa parte de você sabe exatamente o que está acontecendo."[4].

O primeiro som no universo era *Ha*, a respiração do deus; a inspiração, aquela era Correta. Nós somos criados como réplicas exatas do Divino; nós somos perfeitos como são todas as identidades. Vazio. Pacífico. Silencioso. Vácuo. Zero. Felicidade perfeita. "Eu" sou. "Para ser." Nenhuma resistência. Nenhuma turbulência. Nenhum sofrimento.

A mente subconsciente é onde os dados funcionam. O subconsciente atua como um ímã; é receptivo, atraindo, armazenando e reproduzindo dados sem parar. O subconsciente é como uma criança pequena, um irmão ou uma irmã; inocente, confiante e crédulo. A mente subconsciente não pode discernir ou discriminar entre dados que servem e dados que escravizam, pois absorve tudo sem um filtro. Os dados são externos a nós, e é caótico. Se nós nos seguramos em dados, em caos, nos perderemos.

A criança (por exemplo, o subconsciente) também recebe inspiração do Divino. Quando desenvolvemos um relacionamento com nossa criança interior, então podemos ouvi-la, pois nos transmite inspiração. Se você já teve um instinto ou intuição que você ignorou e se arrependeu, é porque essa voz interior veio da Inspiração Divina. Quando nos alinhamos com o Divino e agimos por inspiração, nossas vidas são cheias de paz, e tudo se manifesta para o nosso bem supremo.

Desenvolver e manter uma relação de trabalho positiva com nossa criança interior é crucial. Quando a mente conscientemente permite um espaço para autodúvidas, falas negativas, e os sentimentos ou crenças que ferem ou ignoram nossa criança interior, então a criança já não falará com à mente consciente.

"Seu Unihipili o ama muito e sempre quer dizer o que você quer saber. Mas se tem medo de você, pode ter medo de lhe dizer qualquer coisa. Você deve lembrar que o Unihipili é como um bebê, e você tem que tratá-lo muito bem. Você precisa amar seu Unihipili e conversar com ele muito educadamente. Quando você está bravo com as coisas que faz, quando você comete um erro, não pode culpar seu Unihipili. Às vezes, só está com muito medo de lhe dizer o que fazer. Isso sempre lhe dará uma sensação, para que você saiba, mas se o Uhane não for ouvido, então você pode cometer um erro de qualquer maneira. Você não pode responsabilizar o Unihipili. [27].

"Temos que perceber que tudo o que experimentamos começa com o que está acontecendo em nós. Muitos relacionamentos começam com o relacionamento com nós mesmos ". [5].

A mente subconsciente é como um projetor. Da nossa mente subconsciente, todas as nossas experiências externas se manifestam. Tudo o que entra em nosso mundo e que percebemos como externo é uma projeção dos conteúdos dentro da mente subconsciente. Como a alegoria de Platão da caverna, experimentamos as sombras, hologramas e projeções, mas nunca a realidade. Uma vez que o subconsciente é preenchido com todos os dados, todos os programas e todo o lixo é acumulado desde o início dos tempos, não controlamos quais filmes, programas ou imagens são exibidos em nossas experiências externas.

As visualizações, a hipnose e as afirmações positivas muitas vezes tentam adicionar novos programas ao subconsciente, com a esperança de que eles serão jogados no projetor e se manifestarão em nossas vidas. A Identidade-Própria através de Ho'oponopono propõe que apaguemos todos os dados errados que flutuam na mente subconsciente; esvaziando o subconsciente e restaurando o ao vazio, de modo que somente a Inspiração Divina funcione no nosso projetor. Ao fazê-lo, manifestamos em nossas vidas um fluxo harmonioso, sem esforço e pacífico para nosso bem supremo. Pois somente o Divino pode saber o que é melhor para nós, pois vê e conhece todos.

"Está cientificamente comprovado que nossa mente consciente

não toma nossas decisões, mas que são memórias que definem nossas decisões para nós. Dr. Len também disse que são memórias que nos dizem para julgar e ter raiva e ressentimento, e a mente consciente não toma decisões." [4].

"Nós estamos sobrecarregados por nossos passados. Quando experimentamos estresse ou medo em nossas vidas ... a causa é realmente uma memória ... O processo é essencialmente sobre liberdade, total liberdade do passado ... Toda lembrança de todas as experiências, desde o primeiro momento de nossa criação, eras atrás, é registrada como uma forma de pensamento que é armazenada no reino etéreo. Este incrível gravador/computador também é conhecido como subconsciente, Unihipili ou criança interior. A criança interior é muito real e compreende uma parte do Eu. Os outros aspectos são a Mãe, também conhecida como Uhane ou mente racional e o Pai, o aspecto super-consciente ou espiritual. Os três compreendem a família interior, que, em parceria com o Divino Criador, compõe a Identidade-Própria. Cada ser humano na criação, cada planta, átomo, e molécula tem estes três Eu´s, contudo cada planta ou esquema é completamente diferente." [6].

Quando usamos nossa mente consciente para orar, limpar e apagar, nossa vontade passa através da mente super-consciente (nosso espírito) para o Divino. A energia ou inspiração da divindade descerá através do super-consciente ao consciente e do consciente ao subconsciente, limpando cada nível de consciência e removendo os dados do subconsciente.

"Algumas vezes uma pessoa tinha um karma para pagar, e nenhuma quantidade de Ho'oponopono ajudaria, a menos que o Divino mostre que a dívida foi paga". [3].

"Então, se você sente que está empurrando algo, isso significa que há uma resistência. Você deve estar disposto a dar um passo atrás, porque, em última instância, o solucionador de problemas é a Mente Divina ou a Mente Infinita. A Mente Divina, juntamente com o aspecto espiritual (o aspecto do Pai), o aspecto mental (o aspecto Mãe) e o aspecto físico (o aspecto infantil), todos eles têm suas funções e você deve conhecer cada parte de seu ser. A maneira fazê-lo, naturalmente, é fazendo a limpeza. Porque essa é a única maneira das respostas chegarem." [5].

Queremos treinar o subconsciente para apagar os dados para nós porque a única coisa que o intelecto faz é reiniciar os dados. As informações contidas neste livro são dados que permitem ao intelecto compreender o conceito por trás do que queremos fazer, mas a mensagem deve ser enviada para o subconsciente para que a transformação ocorra. Treinar o subconsciente é como treinar a criança interior. Para que a criança interior confie em nós, nós devemos do mesmo modo confiar na criança interior e desenvolver um relacionamento com ela, de modo que, nós reconheçamos como limpar dados antigos. Podemos pedir ao subconsciente orientação sobre como limpar ou apagar esses dados. Devemos então ouvir o conselho dado, por mais ilógico que possa parecer, e agir sobre o mesmo. Se os dados sugerem que nos sentimos gordos e queremos limpar esses dados, podemos perguntar ao subconsciente como limpar esses padrões. Talvez o subconsciente nos diga para parar de fazer dieta. Pode parecer contra intuitivo, mas o subconsciente está recebendo inspiração do Divino. Devemos apagar 11.000.000 de dados por segundo do subconsciente para sermos claros e nos restauremos ao Zero. Devemos prestar atenção à voz da inspiração, e quanto mais o fazemos, mais forte, e poderosa a força se torna para fazer a mudança e a manifestação em nossas vidas através do esforço consciente.

Como você saberia se a mensagem é verdadeira inspiração ou apenas dados? Limpe. O Dr. Hew Len limpou tudo três vezes. Cada vez que surgiu uma ideia, limpou-a até que ela se afastou. Uma vez que ele havia limpado três vezes (em três ocasiões distintas), se ainda surgisse, ele considerava que era uma inspiração genuína.

Ferramentas Para Limpar

O mantra popular de Ho'oponopono é muito simples: "Me desculpe, me perdoe, eu te amo, obrigado". Esta é a ferramenta de limpeza mais difundida que é usada em todo o mundo. Pode ser dito em qualquer ordem e em qualquer idioma para apagar dados que estão sendo executados no subconsciente ou no universo.

É importante lembrar que as palavras são apenas símbolos. As palavras têm significado apenas porque atribuímos significado a elas, e é por isso que não entendemos necessariamente línguas estrangeiras até depois de termos aprendido a associar um conceito a palavras ou sons particulares. Consequentemente, palavras nada mais são que uma chave para desbloquear nossa fisiologia, nossos padrões de comportamentos, e para apagamento de dados.

Quando usamos ferramentas de limpeza para apagar dados, enviamos um pedido para a divindade para apagar os dados para nós. A Divindade não precisa de nós para perguntar, mas *nós precisamos de nós mesmos* para perguntar. Ao fazê-lo, damos permissão à divindade para limpar os dados para nós e nos permitimos limpar permanentemente sem colocar resistência, blocos ou limitações. Quando nós falamos, nós falamos para nosso próprio benefício, e é importante observar os resultados que nós ganhamos.

Existem várias ferramentas oficiais de limpeza, incluindo alimentos, meditações, mantras, orações, palavras e exercícios. Cada ferramenta da limpeza foi recebida com a inspiração. O Dr. Hew Len reconheceu que nem todas as ferramentas de limpeza funcionam para todas as pessoas, por isso é importante testá-las e ouvir sua própria voz interna. Ouça a inspiração e confie nela para desenvolver ferramentas de limpeza que funcionem para você.

Uma vez que você tenha consistentemente limpado por um tempo e desenvolveu uma relação de confiança com sua criança interior, então você poderá receber seus próprios instrumentos de limpeza diretamente do Divino.

Compreendendo os quatro princípios básicos de "Sinto muito, Me perdoe, Eu te amo, Sou grato", ativará essas frases e lhes permitirá fazer o trabalho de limpeza dentro de você. Uma vez que você tenha associado significado a essas frases (ou quaisquer frases que você use), você poderá usá-las sempre que for necessário para libertar-se do entrelaçamento com o caos e os dados, e ajudar a liberar todos os outros que estão conectados com os mesmos programas.

SINTO MUITO-

Tome 100% de responsabilidade por tudo o que surge em sua vida.

O arrependimento é uma emoção extremamente poderosa. Uma vez que reconhecemos um erro, engano ou mal comportamento que cometemos, é instintivo que desejemos corrigi-lo. O arrependimento não é o mesmo que a culpa, pois a culpa é uma arma usada para se punir, e é mais uma coisa que usamos para nos deixar para baixo.

"Culpa e vergonha são inimigos de qualquer tipo de progresso". - Elena Tonetti Vladimirova

"Os erros são sempre perdoáveis, se alguém tiver a coragem de admiti-los." - Lee de Bruce

O arrependimento é o sincero desejo de corrigir um erro e de retornar ao caminho certo. É interessante considerar que uma das premissas fundadoras da igreja católica é a confissão.

Ao confessar, reconhecemos a necessidade de liberar dados errôneos.

POR FAVOR ME PERDOE-

Reconheça a necessidade de liberar todos os pensamentos, ações e crenças errôneas.

O perdão é poderoso. Quando nós nos perdoamos, liberamos todos os dados que estávamos guardando. No entanto, quando pedimos perdão, também atraímos algo maior e melhor do que nós mesmos. Deixe que seja apagado. Deixe o erro ser corrigido e a correção ser restaurada.

O perdão não é sobre a outra pessoa, situação ou evento, mas é sobre nós mesmos. Trata-se de cortar todos as *cordas de Aka* (todos os laços) que você ainda tem com essa pessoa, situação ou evento, e deixar você se libertar. Se você reviver uma memória desagradável uma e outra vez, você está só se punindo. Se você segurar ressentimento e raiva e se recusar a deixá-lo ir devido ao medo de que, isso signifique que você o perdoe, então você está cometendo um erro. A aceitação de algo que aconteceu ou de uma certa situação não é o mesmo que tolerar o ato ou a situação. Em vez disso, está deixando de lado toda a energia-emocional, mental, física e espiritual — que temos gravada desta situação, aliviando-nos de um tremendo fardo.

Nós não merecemos nos punir e, no entanto, somos os

únicos que podemos fazer isso. Ao perdoar, não liberamos os outros, mas sim liberamos a nós mesmos. Dessa forma, o karma de outros pertencem a eles e somente a eles, e não precisamos nos entrelaçarmos nele. O Divino decidirá o que fazer com o que resta. O amor sempre está lá. A única coisa que nos impede de recebê-lo é as barreiras que colocamos sobre ele.

Perdoar os outros e a nós mesmos limpa o caminho para que possamos receber amor, e amar cura todas as coisas.

O que nos segura de tudo o que desejamos é a crença profundamente enraizada de que não merecemos; que somos indignos e que devemos ganhar o direito ao amor, ao sucesso, à felicidade, ao perdão, à liberdade, à riqueza, à saúde, etc.

Nos amarrar as nossas punições e castigos porque sentimos que merecemos é nocivo. Nós somos mestres de nosso próprio universo. Por que escolher sofrer?

Ao reconhecer que os maus hábitos são meramente rodados em segundo plano, percebemos que eles não são quem realmente somos. Nossas ações não nos definem, mas podem causar sofrimento e envolvimento. Apagando os dados faz com que nós nos libertemos. Ao percebermos que somos perfeitos, sem defeito e incorruptíveis, nós nos libertamos. A paz atrai a paz. O gostar atrai o gostar. E o amor atrai o amor. Apagando dados errôneos, nós podemos nos libertar para ser perfeitos e para atrair a perfeição.

Às vezes, o maior desafio que enfrentamos é liberar a

ideia de que somos indignos.

Se pensarmos que somos indignos de amor, perdão, felicidade, liberdade, etc., então criaremos bloqueios.

A Divindade está esperando que nós nos deixemos libertar.

"Liberte-se, e permita Deus." - Morrnah Simeona

"Uma das principais mensagens de Jesus quando ele andou e ensinou nesta terra foi a importância do Perdão ... Deus deixou claro: A menos que você perdoe o outro, você não pode receber Seu Perdão. Ele já o ama - Seu maior prazer é "dar-lhe o Reino". No entanto, o ressentimento, a ira e os sentimentos de vingança o preenchem com emoções profundas e obscuras que impedem que você aceite e receba o que Deus já lhe deu ... Em vez de colocar Deus primeiramente em sua vida, segurando a culpa e a dor e punindo-se continuamente você realmente mantém você focado em si mesmo ... seu Pai já perdoou seus pecados! No entanto, a menos que você abandone o ressentimento, e até que você perdoe completamente os outros, você ergue uma parede entre você e Deus que o impede de aceitar Seu Perdão. E perdoar os outros inclui perdoar-se!" [7].

"Você não pede ao Divino que o perdoe; você está pedindo ao Divino para ajudá-lo a se perdoar ". [8].

EU TE AMO-

O amor transforma energia, bloqueios, dados, programas e vibrações negativas em luz pura.

"Ua ola loko I ke aloha - O amor é a fonte da vida". [3].

O "O primeiro amor é o Amor Próprio." - Mabel Katz

O amor é indiscutivelmente a energia mais poderosa do universo. Deus é amor, e o amor é Deus. Quando nós amamos, nós doamos. Quando nós confiamos, nós temos a fé. O amor é Divino. O amor transforma a energia dos dados em luz pura e esta energia pode ser reutilizada.

Quando apelamos ao Divino para transformar dados e nos permitimos render a sua vontade, nós nos abrimos para a fé. Confiamos que o Divino seja mais sábio do que nós, saberá o que fazer, e agirá com benevolência.

Apague todos os dados, programação e intenções para que apenas o amor, a Vontade Divina e a Inspiração Divina sejam demonstradas em nossas vidas. Como bebês, nós confiamos que nossas mães e pais cuidam de nós quando somos muito impotentes para fazer isso por nós mesmos. "Mãe Terra, Pai Céu"; "Como acima, então abaixo"; "Na Terra, como está no céu" — é a fé e a confiança que é recompensada com o amor verdadeiro e incondicional. O amor é a resposta.

"Amor é tudo que você necessita" John Lennon

Se amamos a nós mesmos, então perdoamos os outros. Se nós amarmos os outros, então nós os perdoaremos. O perdão apaga tudo o que está entre nós e o Amor Divino — amor eterno e incondicional — que transforma tudo que está errado em luz perfeita, impecável e congruente. "Eu te amo" cura e restaura todas as coisas ao Zero.

Sempre que o Dr. Hew Len conhece pessoas, ele reconhece que ele não as experimenta da maneira que o Divino as criou. Em vez disso, ele experimenta sua percepção sobre elas, os dados que foram desencadeados e repetidos dentro delas, e prossegue então para limpar dizendo ao Divino: "Me desculpe por qualquer coisa que está acontecendo em mim que eu não conheço as pessoas do jeito que Você as criou, por favor me perdoe".

A fé e a rendição são importantes. A fé deve ser cega. É a determinação de acreditar e de confiar sem saber o que define a fé. Através da transmutação, a divindade irá purificar os dados. Confiamos no Espírito para saber o que fazer e para saber o que é melhor para nós, ainda melhor do que somos capazes de conhecer por nós mesmos. Deixe as escolhas e as decisões para o Espírito.

"Intenções são limitações. Você decide que quer um espaço de estacionamento na primeira fila. Você pretende isso. Mas a divindade dá-lhe um espaço de estacionamento a alguns

quilômetros de distância. Por que? Porque você necessita andar mais. Liberte-se." [4].

SOU GRATO-

"O porquinho percebeu que, apesar de ter um coração muito pequeno, poderia ter uma grande quantidade de gratidão."
Winnie-the-Pooh por A A Milne

Agradeça a oportunidade de poder cancelar memórias que já não nos servem.

Gratidão — é uma das vibrações mais poderosas, magnéticas e mais transformadoras que somos capazes de experimentar como seres humanos. A gratidão vem naturalmente quando tomamos consciência do fato de que tudo na vida, incluindo o mundo inteiro, nos foi dado livremente.

A escassez é uma invenção da imaginação e um conceito humano inútil. Tudo o que temos neste mundo é dado a nós livremente, assim como uma mãe e um pai que demonstram a seu filho amor incondicional com absoluta alegria e devoção.

"Gratidão transforma o que temos em suficiente" Melody Beattie

"O suficiente é um banquete" Provérbio Budista

Nossas vidas são dadas a nós, e mesmo que nossa sociedade nos exija o comércio de nosso trabalho e tempo em troca de dinheiro e recursos, a verdade é que não fazemos nada. Tudo o que precisamos para a vida é dado pelo universo. O sol fornece luz, calor e os nutrientes necessários para fazer crescer as plantas, a água limpa e hidrata nossos corpos; o ar enche os pulmões; e a Terra nos mantém, nos abriga e nos fornece todos os nossos recursos, sustentos e inspirações. Não há nada neste mundo que não nos foi dado.

Nós somos como crianças. A ideia de que ganhamos qualquer coisa é uma construção humana que nos remove do estado de gratidão, e é um dado incorreto. A ideia de que teríamos que fazer qualquer coisa para ganhar os presentes que nos damos implica que há algo que possamos dar que possa ser de igual valor, mas o que possivelmente podemos ter que pode corresponder a tudo o que recebemos? Nós não podemos merecer tudo o que recebemos, a menos que sejamos verdadeiramente perfeitos, caso em que mereceríamos boas coisas. Seria arrogante, absurdo mesmo, imaginar que pudéssemos oferecer qualquer coisa em troca para ser digno de todos os presentes que já recebemos. Devemos reconhecer humildemente que nos foram entregues livremente e com amor, e que todas as outras alegrias podem ser dadas a nós também se simplesmente removermos nossas limitações auto impostas, confiarmos no Espírito, nosso pai benevolente e expressar nossa verdadeira e sincera gratidão. A gratidão faz toda a diferença.

"A gratidão é nossa única responsabilidade; ela advertiu contra a arrogância de pensar que temos a capacidade de devolver à Mãe Terra algo que se aproxima do que ela nos dá ". [9].

"Quando você ama o que você tem, você tem tudo o que precisa".

Quando um problema ou uma questão surge em nossas vidas, o Dr. Hew Len considera isso como mais uma oportunidade de limpar os dados e apagá-los para sempre, os quais nós devemos ser gratos, e é o porquê de dizermos obrigada.

"A Identidade-Própria através de Ho'oponopono vê cada problema, não como uma provação, mas como uma oportunidade. Problemas são apenas memórias reproduzidas do passado, aparecendo para nos dar mais uma chance de ver com os olhos do AMOR e agir com inspiração." [4].

Se pensarmos em uma questão específica, às vezes pode ser útil perguntar como apagar os dados ou programas e ouvir a resposta, mesmo que pareça "pateta" às vezes. Segundo o Dr. Hew Len, quanto mais pateta a resposta, mais provável é que seja genuíno. Confie na sua voz interior, na sua sabedoria interior e na sua criança interior. Atue sobre a inspiração que você recebe, pois é a resposta para sua oração. É o Divino guiando-o ao seu trajeto correto.

O maravilhoso é que não precisamos identificar um problema subjacente ou saber exatamente o que está acontecendo. Nós precisamos somente pedir e tudo será apagado, e nem sequer temos que escolher o que deve ser apagado; simplesmente limpamos tudo, e tudo o que resta será Divino. É simples assim.

Eu te amo, Sou Grato, Eu te amo, Sou Grato.

Você pode dizer isso em voz alta, pensar, escrever, cantar ou fazer alguma brincadeira. Quando surge um problema e você se sente com raiva ou frustra-se por isso, tudo o que você precisa fazer é dizer essas palavras para si mesmo repetidamente. Na verdade, você nem precisa entender, porque ainda assim os dados serão limpados; continuarão a ser apagados até que você possa sentir e experimentar o amor genuíno, gratidão e fé. Quando você libera os dados, você irá transformar as emoções dentro de você, bem como as manifestações ao seu redor. Quando isso acontecer, isso lhe trará felicidade, contentamento, liberdade e paz. Quanto mais poderosamente você experimentar o amor, mais dados serão apagados e transformados. Quanto mais divindade e inspiração você convidar para sua vida, mais milagres você receberá.

O motivo pelo qual não precisamos "entender" quando dizemos, é porque o próprio ato de usar qualquer ferramenta de limpeza é um ato de fé, que envia um sinal ao Divino que estamos dispostos a apagar dados errados e a crenças limitantes que agem como barreiras dentro de nós.

Experimente quantas ferramentas de limpeza você achar necessário, e use as que funcionam para você. As ferramentas de limpeza nada mais são do que âncoras que enviam um sinal para a mente subconsciente para começar a apagar dados; portanto, é possível para nós criarmos nossa própria ferramenta de limpeza pessoal (seja uma palavra, frase, imagem ou comida que comemos, etc.) conectando-a ao processo de limpeza para que a nossa mente subconsciente seja limpa com fervor cada vez que a usamos. Ele serve como um pequeno lembrete, mesmo sem precisar se concentrar na ação em si. Por exemplo, você pode simplesmente dizer: "Apagar todos os dados" e confiar que o que precisa ser limpo será apagado.

Limpe tudo, bom e ruim, como seus problemas e metas na vida. São apenas os dados incorretos que serão apagados, e tudo o que resta será o que é certo para você. Tenha fé.

Ferramentas de limpeza

Infelizmente, depois de escrever o primeiro rascunho deste livro, descobri que muitas das orações e materiais Ho'oponopono que gostaria de incluir aqui (como "Oração de Morrnah", "A oração de arrependimento", "Eu sou a paz" ou "O pilar do Eu") são direitos autorais da Fundação de "I", e apesar de estarem disponíveis através de múltiplas fontes na internet, não tive permissão para replicá-los; No entanto, a Fundação "I" criou graciosamente "Eu" Sou O "Eu" ("I" Am The "I,") e A Paz de" Eu " (The Peace of "I") disponível para qualquer um usar. Você pode encontrar ambos impressos no início e no final deste livro.

Para mais informações sobre o método de ensino original e ferramentas de limpeza introduzidas por Morrnah Simeona, por favor visite o Foundation of I e o IZI LLC websites para aulas autorizadas.

Sinto Muito, Me Desculpe / Por Favor Me Perdoe / Me Perdoe, Eu Te Amo, Sou Grato são todas maneiras básicas e uma excelente escolha que fará o processo de limpeza.

As seguintes orações são facilmente encontradas on-line:

Oração de Morrnahs

Oração do Arrependimento

(Consulte a bibliografia para os endereços dos sites para essas ferramentas de limpeza.)

The Pillar of I e mais do Ho'oponopono Pule pode ser encontrado no link.

- e -

I am The Peace uma das várias orações incluídas nos Doze Passos de Ho'oponopono que podem ser baixados em PDF e foram criados pela Fundação de I.

Depois de você ter feito estas orações completas várias vezes e tenha programado as mesmas dentro do seu subconsciente, então é o suficiente para utilizar um atalho de eliminação. Não importa se você está feliz, triste, frustrado ou desamparado - a frase ainda funcionará. Isso irá desencadear a oração e apagar todos os dados que foram criados, qualquer a situação em que nos encontremos.

Isto é porque *"Sinto Muito, Me Perdoe, Eu te amo, Sou grato,"* servem como atalhos para a oração de repetição; *"Eu sou o Eu"* é um atalho para o *"Eu" Sou O "Eu"*; abrindo a oração *"Eu sou a Paz"* e *"A Paz do Eu"* funciona para as orações completas. Memorize, se quiser, ou leia-os um a um. Eu posso lhe dizer que, por experiência própria, quanto mais você trabalha com as orações de Ho'oponopono, mais você será atraído de volta para estudá-las, obtendo informações mais profundas com cada passagem pelo material. Essas orações podem ser impressas e deixadas em seu carro, penduradas nas paredes do seu escritório, ou colocadas na geladeira para lembrar a você de limpar — mesmo que seja para ensinar a geladeira e o carro a se limparem, pois não existem objetos inanimados em Ho'oponopono. Coloque um protetor de tela em seu computador para que ele se limpe, ou faça o download do aplicativo de relógio de limpeza disponível no site do Zero-Wise. Compartilhe a inspiração.

Respiração Ha

A respiração é universal e eterna. Todos compartilhamos a mesma respiração que percorre através de nós infinitamente — a mesma respiração que compartilhamos com nossos antepassados é a mesma respiração que compartilhamos com nossos descendentes.

Sente-se com os pés encostados firmemente no chão e as costas retas. Toque seu dedo do meio com o indicador, encaixando os dedos de cada mão, e juntos formando uma figura oito e, então, solte suas mãos em seu colo. Este é o símbolo do infinito, de modo que a limpeza continua infinitamente.

Respire através de seu nariz.

Puxe o ar contando até sete.

Prenda sua respiração contando até sete.

Solte o ar contando até sete.

Prenda sua respiração contando até sete.

Este é considerado um ciclo.

Complete cinco ciclos.

Respiração Ha é tradicionalmente usado no início de todas as sessões de Ho'oponopono; no entanto, é possível usá-lo em todas as situações como uma primeira resposta sempre que ouvimos algo que provoca uma reação dentro de nós. Fazendo as respirações do Ha, nós abrimos espaço para o Divino e nos tornamos mais conscientes. Uma vez que reconhecemos a nossa responsabilidade de atrair este programa para a nossa vivência, podemos fazer um pedido através de *Eu te amo, Por favor Me perdoe,* ou através da oração ao Divino para apagar os dados, e transformá-los na energia pura e luz do Amor Divino.

Eu te amo

"Se apaixone por tudo." Dr. Hew Len

Eu te amo é o bastante. Pense isto, diga isto, ou cante isto durante todo o dia, o dia inteiro. Você não pode dizer isso indefinidamente sem sentir.

Eu Te Amo. Eu me amo.

Na cultura Mapuche do sul do Chile e da Argentina, e em muitas outras culturas indígenas em todo o mundo, a compreensão da interconectividade de todas as coisas se reflete na linguagem. No Mapudugun tradicional (a língua mapuche) não há nenhuma palavra para "eu", pois tradicionalmente não havia conceito de indivíduo separado e isolado. Em vez disso, eles usaram a palavra "nós" com a compreensão de que os pensamentos, as palavras e as ações de cada indivíduo tinham consequências para todos os outros, incluindo sua própria realidade. Nada na natureza existe em isolamento.

Nós amamos você
Nós nos amamos
Nós amamos nós mesmos

Nós Sentimos Muito, Por Favor nos Perdoe, Nós te amamos, Obrigada. Nós Sentimos Muito, Por favor nos Perdoe, Nós nos Amamos. Nós Sentimos muito, Por favor nos Perdoe, Nós nos amamos, Nós somos gratos, Nós somos o Universo.

Água Solar

A água solar é um poderoso dispositivo de limpeza compartilhado pelo Dr. Hew Len que você pode fazer você mesmo em casa. Encha uma garrafa de vidro azul com água da torneira, coloque uma tampa não metálica e coloque a garrafa em plena luz solar (quanto mais brilhante, melhor, embora as luzes incandescentes possam ser usadas, mas evite iluminação fluorescente) por pelo menos 15 minutos a 1 hora. Isso carrega a água com luz solar e programa a água para atuar como uma ferramenta de limpeza, mesmo enquanto você a bebe. Use a água solar como você usa qualquer água — a que você bebe, a que você toma banho, a que cozinha, e a que abençoa com ela.

Uma vez que a água solar é feita, ela pode ser colocada em qualquer recipiente e ser adicionada ao café, chá, sorvete, comida, vinho, etc. Experimente cubos de gelo e pirulitos caseiros. Na verdade, você só precisa de uma gota desta água solar para carregar e programar qualquer corpo com água para atuar como uma ferramenta de limpeza.

Minha preferência pessoal é uma garrafa de vidro índigo escuro, embora o Dr. Hew Len especificou que qualquer copo azul funcionará.

Algumas pessoas relataram experimentar uma desintoxicação quando começaram a usar água solar, o que muitas vezes pode significar que eles se sentiram piores nos primeiros dias, antes de melhorar.

Muitas pessoas relataram uma situação semelhante com todas as outras práticas Ho'oponopono. Muitos problemas vem a superfície para serem limpos quando nós começamos este trabalho e pode algumas vezes se tornar opressivo. A limpeza do acúmulo leva tempo e dedicação, e é por isso que muitas vezes é útil procurar assistência de um profissional experiente, como os instrutores SITH da Fundação "I" que oferecem programas de ausência (um tipo de limpeza a distância) para todos os seus workshops e cursos. Escolha suas ferramentas de limpeza sabiamente e se ajude a caminhar. Se *Sou Grato, Eu te amo* funciona para você então que é tudo que você necessita.

Uma das minhas maneiras pessoais favoritas é limpar cantando *Eu te amo* enquanto organizo, limpo da casa, e pratico jardinagem. Meus pequeninos muitas vezes me lembram de cantar "Eu amo você, mamãe", e participam juntos. Como eu poderia possivelmente recusar?

Banho de Luz

Visualizar a luz pura é uma ferramenta de cura comum e é praticada em diversas culturas e metodologias ao redor do mundo. Também é usado como uma ferramenta de limpeza para transformar todas as energias negativas, doenças, estagnação, etc., em luz perfeita e de fluxo livre. A luz é frequentemente usada como fonte de proteção, visualizando um campo de luz dourada ou um arco-íris em torno de você, que transforma qualquer energia em que entra em contato, se protegendo da energia negativa ou dados.

Certos alimentos também foram identificados pelo Dr. Hew Len como dispositivos de limpeza, como os mirtilos e morangos. O Dr. Hew Len recebeu informações sobre os dispositivos de limpeza da inspiração (essa voz interna que fala com todos nós) enquanto ele estava limpando.

Pessoalmente, considero que todos os frutos comestíveis frescos, naturais e orgânicos são sagrados e divinos na natureza. Eles são o presente perfeito da natureza para seus filhos amados.

Toque

Uma técnica utilizada e ministrada pelo Dr. Hew Len envolve a escrita de palavras que representam problemas ou áreas de disputa em sua vida, como finanças, saúde, vizinhos, contas, um bilhete de estacionamento, etc., e depois usar uma borracha na ponta de um lápis para tocar repetidamente as palavras, enquanto diz "Gota de Orvalho", "Excluir", ou uma das outras frases de limpeza.

Havaí-I

Dizer Havaí (assim como dizer Ho'oponopono) é um dispositivo de limpeza para si mesmo. O Dr. Hew Len costumava usar o Havaí como uma saudação para limpar os quartos antes de entrar ou usá-los para realizar um evento ou palestra.

Ha significa "Inspiração", wai (pronunciado va) significa "Água", e eu (pronunciado E) é o "Divino".

Aloha

Alo significa "estar na presença de", enquanto Ha significa "Inspiração" (Deus) ou reconhecer o Divino em que você está saudando (semelhante ao conceito de Namaste).

Embora não seja uma ferramenta de limpeza oficial, quando canto "Brilha Brilha Estrelinha" para meus filhos, sempre evoca uma carga de amor tão esmagadora que eu a considero uma ferramenta de limpeza e a uso desta maneira. Qualquer coisa que evoca consistentemente um estado de amor puro pode ser considerada uma ferramenta de limpeza para apagar todos os dados, energia ou bloqueios errôneos, e permite Divindade/Espírito/Inspiração guiá-lo.

Tais estados de amor incondicionais e bênçãos são muitas vezes experimentados pelas pessoas através da meditação e através do processo de parto natural (que é outra poderosa ferramenta de limpeza).

Parte II

Gravidez

A gravidez é um momento de mudanças profundas e uma oportunidade para a reflexão intensa que as mulheres têm a honra de experimentar. A gravidez marca a transição da situação de solteira para a maternidade. É uma jornada que só pode levar a uma direção — uma vez que você se torna mãe, você sempre será mãe.

A gravidez é uma fonte de grande alegria e satisfação. Como seres humanos do ventre, temos o privilégio de poder levar as sementes das gerações futuras dentro de nossos úteros. Os óvulos que se tornarão nossos filhos foram criados como parte de nossos corpos quando nós nos formamos no útero de nossa mãe, assim como nos formamos no corpo de nossa mãe quando ela estava no ventre da minha avó.

Isso significa que nós, como as bonecas russas, compartilhamos o ventre da mãe e o útero da nossa avó. Nós existimos como puro potencial em nossas bisavós, todo o caminho de volta através dos nossos antepassados matrilineares, até a primeira Mãe - a Mãe de todos nós.

Quando fomos criados, nosso espírito foi criado como réplicas perfeitas do Divino. Nós somos seres infinitos. Nós sempre fomos e sempre seremos.

A morte é uma limpeza excelente, onde todos os dados

que experimentamos ao longo de nossa vida são removidos, e somos restaurados para Zero ou o mais próximo possível (o karma pode ser transferido de uma vida para a outra, a menos que optemos por liberá-lo). Cada nova vida que vivemos começa a partir de um lugar de Zero. Como almas antigas, entramos no útero de nossas mães durante a concepção, gestação e nascimento. Como recém-nascidos, estamos tão perto do Zero quanto possível. Nosso caminho para o Divino é claro, e vibramos com pura inspiração.

Por isso, somos capazes de trazer esta alta vibração para nossa mãe durante a gravidez. Esta vibração naturalmente provoca um processo de limpeza, que é uma dupla benção para as mulheres, pois nossa conexão com o Divino é fortificada e renovada durante cada gravidez.

A gravidez limpa e estimula a remoção de dados errôneos do nosso subconsciente, e quando o amor profundo de nossa criança emerge e cresce com nossa barriga em expansão, a nossa capacidade de limpeza é realçada exponencialmente.

É com a limpeza extensiva, durante a gravidez e parto — a melhor ferramenta de limpeza que existe — que torna-se possível para uma mulher renascer com sua criança em Zero, como uma mulher nova e como uma mãe nova.

É altamente provável que nas gerações passadas — quando havia menos dados, karma, e lixo errôneo que flutuava ao redor, distorcendo nossa experiência do universo — que as culturas reconheceram o processo transformacional do parto e honrou o ato como uma cerimônia de purificação espiritual e profunda. Eu acredito que está dentro de nossa capacidade restaurar o poder sagrado deste ato dentro de nossas próprias vidas.

Quando nós admitimos 100 por cento de responsabilidade para tudo relacionado com nossa gravidez e o nascimento de nossa criança, e nós usamos este tempo para intensificar as vibrações de limpeza e apagar todos os dados errôneos que poderiam conduzir às complicações ou caos, então nós podemos restaurar a nossa inspiração divina em nossas crianças durante o nascimento, e a todos os aqueles que compartilham dos mesmos programas do nascimento.

O parto é um processo natural e saudável que os corpos das mulheres são delicadamente projetados para experimentar várias vezes durante suas vidas. Como seres humanos, nós evoluímos para adaptarmos a nossos ambientes e nossas necessidades reprodutivas tão bem que nós somos a espécie mamária mais difundida e a mais numerosa no mundo.

Toda pessoa viva hoje, e toda pessoa que já viveu antes, nasceu de uma mulher. Apesar disso, continua a existir uma grande quantidade de dados errôneos em torno do nascimento, que complicaram e corromperam este processo divinamente concebido com técnicas de medo baseadas em traumas. Como resultado, eles usurparam o poder e a magia do parto de mães, cuidadores tradicionais e guardiões que respeitaram o significado espiritual do parto e o colocaram dentro do paradigma das indústrias médicas e farmacêuticas. A história mostra que as religiões autoritárias primeiro atacaram o parto e as parteiras independentes e experientes, (assim como atacaram a sexualidade das mulheres), argumentando que o parto, juntamente com a dor e os desconfortos, era punição de Deus para o primeiro pecado de Eva. Aqueles que salvaram as mulheres da morte durante o parto foram considerados contrários à vontade de Deus. Então vieram as acusações de feitiçaria e heresia.

O parto é um processo de trabalho profundamente desafiador e um rito de passagem que empurra uma mulher para os limites de suas próprias capacidades, obrigando-a a ir além. É essa experiência extrema que atua como meio de iluminação espiritual, bem como de capacitação física, mental e emocional. Tudo o que a prepara para o serviço monumentalmente sagrado e abnegado da maternidade, que pode ser uma experiência religiosa divina em si mesma. O parto é uma passagem para um nível mais alto de consciência, que muitas vezes é cortado e corrompido através de métodos médicos modernos de intervenção, que não reconhecem o parto como um processo multidimensional em vez de uma mera extração física de um bebê do útero de sua mãe. É também importante notar que muitas intervenções médicas da modernidade, especialmente aquelas que são desnecessários e se tornaram rotineiras, são um perigo às mães e aos seus bebês. Aumentam as taxas de mortalidade infantis e maternal em algumas das partes mais industrializadas do mundo, tais como os EUA e o Brasil (onde as seções cesariana são até 50 por cento dos nascimentos em alguns hospitais) mostram o perigo inerente em um sistema médico que trata a gravidez e o parto como uma patologia mais do que como um evento sagrado e natural.

Quando consideramos a reputação prejudicial que o parto ganhou colocando mulheres e bebês em perigo, torna-se necessário considerar o contexto. A higiene (ou a falta dela), aliada à desnutrição debilitante e doenças relacionadas, como o raquitismo, foi em grande parte responsável por fatalidades históricas relacionadas ao parto e ainda afeta muitas mulheres em todas as partes do mundo.

É apenas nos últimos dois séculos que os avanços nas operações cirúrgicas, como as cesarianas, tornaram-se uma opção viável para mães e bebês que são ameaçadas pelos mais extremos e perigosos nascimentos.

Há uma quantidade cada vez maior de evidências que sugerem que o parto natural (com intervenções mínimas) fornece os melhores resultados para mulheres grávidas saudáveis e seus bebês. É importante que essas mulheres tenham flexibilidade para circular livremente enquanto seguem a sabedoria instintiva de seu próprio corpo, sem medo ou tensão, e estar em ambientes respeitosos à sua privacidade e conforto. Fornecer esse apoio garantirá as maiores taxas de sobrevivência materna e infantil, nascimentos sem complicações, recuperação rápida e assegurará a amamentação e a ligação entre mãe e bebê com sucesso — sem as complicações horríveis da depressão pósparto e outras doenças mentalmente angustiantes.

Uma experiência decisiva e respeitosa para o nascimento tem efeitos a longo prazo e de longo alcance tanto para a mãe quanto para a criança, sua família e sua sociedade. Quando damos à luz a um novo bebê, damos à luz a um novo mundo, e uma experiência de nascimento positiva também resultará em experiências de vida quantificáveis e positivas. O medo tem sido por muito tempo uma parte do mito do parto. O medo nos amarra, enquanto o amor nos liberta. Desde as comunas do movimento hippies até os acampamentos de nascimento do mar morto até os nascimentos das mulheres em culturas tradicionais em todo o mundo — as mães estão provando repetidamente do que os nossos corpos maravilhosos são capazes.

O nascimento de Ho'oponopono é uma oportunidade para amor infinito e cura para nós mesmos, e para todos aqueles que estão conectados a nós. Quando apagamos todos os dados errôneos e relacionados ao medo do nosso nascimento, nós o apagamos do universo, a consciência coletiva e restauramos o nascimento divino a todas as futuras mães e novas vidas, trazendo tudo de volta ao Zero.

Nascimento domiciliar, nascimento na água e nascimento livre (nascimento não assistido) estão produzindo seus próprios movimentos políticos e espirituais, já que esses direitos de nascimento sagrados começam a ganhar aceitação.

O parto é um ato de amor ilimitado e incondicional. É a fé, o sacrifício e o Amor Divino manifestado através da transformação física e espiritual. Quando uma mulher experimenta a metamorfose da donzela para a mãe através do processo de parto, ela experimenta renascimento, liberação e capacitação dentro de si mesma. Ela se livra das cargas debilitantes de medo e limitação ao perceber seu próprio poder magnífico, que excede muito suas expectativas. É um poder que a liga a seu filho e a todas as mulheres; uma experiência que incorpora sua própria deusa interior e abraça a própria natureza sagrada da própria vida.

Não pode haver uma experiência mais santa do que o parto, embora muitos métodos tenham sido desenvolvidos para imitar a experiência através do jejum, meditação, sacrifício de sangue, resistência, material alucinógeno, dança transcendental e outras cerimônias desse tipo. Cada um replica essa cerimônia universal que une todas as mães da maternidade e demonstra a sabedoria disponível para aqueles que estão no limiar da vida e da morte.

Não importa quem ela seja, quantos anos, quão esquecida, quão distante, ou quão traumatizada ela é por outros eventos em sua vida, uma mulher nunca esquece ao dar à luz. As mulheres idosas com mais de noventa anos ainda recordam em detalhes poéticos a experiência de nascimento que eles tiveram com cada um de seus filhos. É, sem dúvida, uma das experiências mais profundas e transformadoras da vida de qualquer mulher, e merece ser tão bela e poderosa como o Espírito projetou para que fosse.

Nossas mães prévias já lançaram as bases para nós, para que possamos ter a escolha de experimentar um nascimento natural e inspirado com cada criança que damos à luz. O nascimento é natural, é certo, é Pono.

Quando limpamos e praticamos Ho'oponopono, restauramos a correção de todas as coisas. O nascimento de Ho'oponopono é Zero.

Limpando Nosso Corpo

A gravidez é natural e instintivamente uma experiência de limpeza e purificação.

Existem várias maneiras pelas quais nossos corpos se limpam quando estamos grávidas. O mal-estar de manhã é uma forma de desintoxicação do sistema, apagando dados de alimentos, produtos químicos cosméticos, álcool, produtos farmacêuticos e metais pesados que são armazenados dentro de nossa gordura e órgãos — substâncias em nossos corpos que, de outra forma, poderiam ser um obstáculo para o ótimo desenvolvimento de nossa criança em crescimento. O enjoo de manhã raramente ocorre em mulheres que já adotaram hábitos alimentares limpos, embora possa ser uma manifestação de outros dados tóxicos que precisam ser limpos no subconsciente.

Quando uma mulher fica grávida, ocorre uma grande transformação em cada parte de sua identidade — desde sua mente racional até seu Eu emocional, físico e espiritual. Mesmo as mulheres que não pretendiam engravidar, muitas vezes acham que a gravidez e a maternidade alteram sua perspectiva da vida completamente, juntamente com suas prioridades e seu senso de gratidão.

Para aqueles que abraçam a gravidez e estão ansiosos

para o nascimento de seus filhos com grande antecipação, essa mesma criança é como um farol de esperança e inspiração que pode motivar a mãe a fazer mudanças drásticas em sua própria vida. O espírito da criança fornece a inspiração necessária para limpar a própria vida. Quando agimos com amor por nós mesmos ou por outro, então, naturalmente, superamos a resistência e os obstáculos à correção.

Quando pensamos em nosso filho, queremos oferecer o melhor começo possível para eles. Apaixonados, encontramos a motivação para nos comprometermos com uma nutrição saudável, ambientes saudáveis, relacionamentos saudáveis e para estabelecer exemplos saudáveis em todos os aspectos de nossas vidas. Nós sabemos intuitivamente que as crianças aprendem através do comportamento de modelo daqueles ao seu redor, e para otimizar o desenvolvimento mais saudável de nossos filhos, buscamos fornecer apenas influências positivas e justas em suas vidas sempre que possível.

Durante a gravidez, nossos corpos nos obrigam a prestar atenção à nossa dieta. Muitas vezes, os alimentos mais limpos e puros são os mais fáceis de consumir. Alimentos completos, como frutas e vegetais, carnes frescas e limpas (a menos que você seja vegetariano ou vegano), leguminosas e carboidratos integrais formam a base para as refeições mais nutritivas. Comidas processadas muitas vezes nos fazem sentir náuseas; O cheiro de alimentos fritos e o sabor de adoçantes, aromas e corantes artificiais tornam-se instantaneamente desagradáveis. O nosso sentido do olfato torna-se tão afinado que até mesmo perfumes e fragrâncias artificiais em sabões, pós, desodorantes e purificadores de ar podem induzir náuseas. De acordo com sua própria maneira sábia, nosso corpo está nos aconselhando a evitar os produtos químicos processados artificialmente que podem ser encontrados em tantos produtos da nossa vida diária.

Nossa sensibilidade é projetada para proteger nossos filhos não nascidos da exposição tóxica que vem com a vida industrializada, e isso nos lembra o caminho mais limpo e puro a ser realizado. É aconselhável ter os melhores hábitos possíveis durante a gravidez e torná-los uma parte permanente da sua vida para que você cuide melhor suas próprias necessidades e as de seu filho enquanto crescem em direção a uma idade adulta saudável. É muito mais fácil manter hábitos saudáveis do que os construir a partir do Zero, e é por isso que nos esforçamos para proporcionar o melhor para nossos filhos desde o início, em vez de esperar até que o dano já tenha sido feito.

"A dieta da mãe e do pai antes da concepção e a dieta da mãe durante a gravidez determinarão, em grande medida, a aparência, inteligência e saúde física do bebê." [10].

Assim como a náusea no início da gravidez nos leva a prestar mais atenção aos alimentos que devemos eliminar da nossa dieta, os desejos durante a gravidez fornecem um indicador positivo de quais alimentos o corpo deve receber. Ouvir essa voz interior, confiar e agir de acordo com suas orientações é uma parte muito importante do processo Ho'oponopono. Isso nos permite desenvolver uma relação de confiança com a nossa criança interior e amplifica sua voz, para que possamos sempre a ouvir e reconhecê-la em meio a todos os dados que correm no subconsciente.

Quanto mais limparmos, melhor nós somos, e menores serão os sobre carregamentos que colocaremos sobre o futuro filho.

Limpar nossos corpos de substâncias tóxicas envolve a remoção de medicamentos, álcool, estimulantes (como café e erva-mate), drogas, etc., de nossa dieta. Também é importante reduzir ou eliminar a nossa exposição a produtos químicos nocivos no nosso ambiente de trabalho, tais como pulverizadores de cabelo (para cabeleireiros), poluição da tinta (artistas e decoradores), poluição de trânsito, pesticidas, herbicidas, radiações, etc. As ferramentas de limpeza de Ho'oponopono nos ajudarão a ser mais conscientes em nossas ações diárias.

Quando se trata de problemas de fertilidade, como o Dr. Hew Len diz, "a limpeza é tudo". Frequentemente, o mesmo processo de limpeza que é desencadeado espontaneamente através da gravidez, pode melhorar a fertilidade naqueles que estão tentando engravidar, limpando nossos corpos, nossas mentes, nossos ambientes, nosso trauma passado, trazendo espaço em nossas vidas para que a energia flua sem resistência, ficamos mais abertos a receber as coisas que realmente precisamos.

Coma alimentos integrais. Corte medicamentos (consulte com um médico quando necessário), evite de consumir peixes com alto teor de mercúrio, tais como o espadarte, o tubarão, e o atum. Corte adoçantes artificiais, aromas e corantes. Evite álcool, fumar, as drogas, os raios X, etc. Cuide do seu corpo e faça escolhas que você sabe que são boas para você. Abençoe sua comida antes de comer, pois isso faz uma grande diferença. Beba água solar e adicione esta água ao cozimento, ou regue sua comida quando você for comer fora.

Use das orações de SITH de *"Eu" Sou O "Eu"*, seguido por Orações de Morrnah e *"A paz de "Eu,"* e todas as outras ferramentas da limpeza que você conhece para ajudar a limpar seu corpo durante a gravidez. A água solar pode ser uma ferramenta maravilhosa. Nós somos mais de 70% de água, e nossos bebês que estão em crescimento habitam um mundo aquático de fluido amniótico dentro de nossos úteros, absorvendo todos os dados e vibrações que são transmitidos através de hormônios, nutrientes e amor. Nossos bebês foram projetados para flutuar e crescer no amor puro.

Alguns exemplos das frases que você pode considerar úteis são:

Por favor elimine as doenças matinais.
Por favor elimine qualquer deficiência de vitaminas e minerais.

Por favor elimine o fumo.
Elimine o consumo de álcool.

Beba muita água solar.

Por favor apague todos os dados a respeito de [fale aqui qualquer problema ou erro que você tem ou está cometendo].

E claro, você pode simplesmente repetir, "Obrigada, Eu te amo" e qualquer outra coisa que vier a mente.

Considere como uma forma de meditação constante, reconhecendo todos os pensamentos que entram em sua mente como oportunidades para apagar dados com o mantra "Sou grato, Eu Te Amo"; e apague-os até que sua mente esteja limpa e você possa experimentar o Zero.

Leia e releia este livro junto com outros materiais Ho'oponopono. Procure cursos sempre que possível para revigorar essas ferramentas, juntamente com suas inspirações e manifestações positivas em sua vida.

Nesse estado, qualquer voz que você ouvir será a profunda sabedoria da Inspiração Divina. Lembre-se que o conselho que você recebe nem sempre pode ser lógico, e não precisa ser atraente para sua mente intelectual, pois é uma mensagem de sua criança interior.

Seja tão minucioso o quanto conseguir. Limpe tudo. Todos os dados, e todas as partes de dados que podem ser eliminadas, libertarão a todos, indefinidamente. Toda vez que um pensamento ou preocupação aparece, agradeça por ser a você fornecida a chance de apagar esses dados, e permitir que a divindade o transforme em pura luz. Toda preocupação com que você anda lidando agora irá poupar você e seu filho de complicações no futuro.

Limpando Nossos Ambientes

Além de remover substâncias tóxicas de nossos ambientes domésticos e de trabalho, limpar nosso meio ambiente também envolve jogar fora um monte de porcaria que não precisamos mais. Limpar significa às vezes que você deve literalmente limpar toda sua casa, sua vida, e seus armários. Quando você liberar todos os dados e energia associados aos itens em sua casa que não servem mais ao seu processo, você pode se libertar também dos dados que estão vinculados a você. Você pode ser surpreendido pela quantidade enorme de energia que será liberada quando você deixar de se apegar as coisas que já não lhe servem ou que não ajudam nas suas necessidades.

Um aspecto essencial de suas preparações de limpeza durante a gravidez deve incluir a eliminação de muitos itens de móveis, roupas, bugigangas, etc, tudo que você puder se desfazer. Muitas vezes, é mais fácil nos liberarmos destes itens quando sentimos que eles estão indo para uma nova casa onde serão realmente apreciados, então ofereça itens para os seus amigos, grupos, e instituições de caridade. Como é com todos os presentes, eles supostamente devem ser vistos como ciclos até alcançarem e preencheram sua necessidade.

Seu novo bebê acabará por ter sua própria parafernália, e criar um espaço somente para isso evitará dores de cabeça mais tarde. Menos é mais. Menos lixo, menos ruído e menos dados mantêm o espaço limpo para que a energia continue fluindo do Divino.

Limpando Nossos Relacionamentos

Os relacionamentos são tão importantes em nossas vidas pois somos criaturas sociais, e nada e ninguém existe isoladamente. A qualidade dos relacionamentos que temos em nossas vidas (e que se tornará presente na vida de nossos filhos) são infinitamente importantes. Se você tem uma relação tóxica com seu chefe, isso pode afetar seu comportamento e seu relacionamento com seu filho, juntamente com o resto da sua família quando você chegar em casa. Limpe tudo. A limpeza feita agora, é sempre melhor do que a limpeza tardia.

Quando nós limpamos, devemos assumir 100% de responsabilidade por tudo o que está em nossas vidas, incluindo as coisas negativas, como os problemas e os problemas que temos com outros. Só podemos decidir como interpretaremos os dados e como reagiremos a eles. Nossas experiências com relacionamentos são subjetivas. Devemos trabalhar em todos os relacionamentos, limpando, nossas reações, e tudo o que surgir quando percebemos um problema no mundo que nos rodeia.

Deixe as expectativas de lado. Muitas vezes, vejo pessoas amarradas a um trabalho que odeiam em um ambiente e rotina que eles não gostam. Mais de um terço de sua vida é dedicada a uma ocupação que os sobrecarrega quando se permitem ser motivados pelo medo.

Nossas expectativas de como nossas vidas devem ser, o que devemos possuir e o que podemos pagar, são muitas vezes forçados por influências externas. Há sempre alguém que está fazendo com menos em um salário mais baixo ou com menos recursos, e se eles conseguem gerenciá-lo, então você também pode, mesmo com uma família.

Se você tem a oportunidade de encontrar uma ocupação que lhe forneça o contentamento e a libertação espiritual, envolvendo criatividade ou viagem, ou seja o que for que o inspire, então vale a pena continuar. Mesmo que isso signifique reduzir e explorar modos de vida mais comedidos, ou liberar-se das ideias e das expectativas de outras pessoas sobre o que significa ser bem-sucedido. O sucesso é poder fazer o que você ama e estar com aqueles que ama o tempo que quiser, sem explorar ninguém ou causar danos, e ainda assim poder cuidar das suas necessidades espirituais, emocionais, físicas e mentais. Há muitas maneiras de viver. Precisamos abandonar a resistência e abraçar a vida que nos preenche. Você sempre pode vender seu tempo, mas não importa o quanto rico você fique, você nunca pode comprá-lo de volta novamente.

Viva de maneira simples. Simplesmente viva.

Cada pessoa é perfeita. Quando eles estão agindo de uma maneira que não é perfeita, é porque eles simplesmente estão usando dados errados, programas e memórias, e repetindo padrões antigos. Mas todos podem ser apagados, liberando e retornando ao Zero, e assim se tornam perfeitos novamente.

Por favor, pense em cada pessoa em sua vida. Você precisa tomar uma decisão consciente sobre se eles continuarão ou não em sua vida, uma vez que você se tornar pai ou mãe, e se você vai ou não permitir estas pessoas de estarem na vida do seu filho.

Pode ser mais fácil deixar algumas pessoas mais do que outras. Assim como arrumamos nosso guarda-roupa, podemos olhar para um vestido que uma vez usávamos o tempo todo, mas agora pertence a uma vida diferente, uma versão diferente de nós mesmos, e não é mais apropriado para a vida que estamos vivendo agora ou a vida que planejamos construir para o futuro da nossa família. O mesmo pode ser dito para uma amizade. Talvez você conheça alguém há muito tempo, mas já não compartilha seus ideais, suas prioridades ou suas convicções, e talvez representem uma parte de você mesmo, que você quer liberar (como maus hábitos que você quer superar). Quando alguém representa uma influência negativa em sua vida, então você deve afastar-se. Limpe-os primeiro, apague os dados e libere-os desse programa compartilhado. Veja como eles, também, podem se transformar uma vez que eles são capazes de agir a partir da inspiração.

Outras pessoas podem ser mais difíceis de se afastar, como família, sogros, colegas de trabalho e vizinhos. Devemos tentar lembrar que sempre que surgem problemas, sempre há algo acontecendo dentro de nós que está manifestando essa situação; alguns dados ou programas errados, o qual está simplesmente nos fornecendo mais uma oportunidade de limpá-los e apagá-los permanentemente.

As pessoas são como espelhos e muitas vezes refletem de volta suas próprias qualidades, de modo que, quando surgir algo que nos irrita sobre o comportamento de outra pessoa, pode ser uma indicação de que nós também temos essa questão a ser atendida dentro de nós mesmos. Por exemplo, se alguém o irrita, e você acha que ele é uma pessoa convencida, arrogante ou inapropriada (ou qualquer outra coisa que seja), então pode ser que você compartilhe o mesmo programa que ele e você agora tem a oportunidade de refletir sobre isso e apagar esse aspecto do seu caráter.

Limpe os dados.

Eu te amo, Eu te amo, Eu te amo, Eu te amo. Não se preocupe se você não quer dizer isso de imediato, à medida que mais dados são apagados, menos resistência você sentirá até que a emoção se torne sincera. Seja grato que eles possam trazer esta questão à sua atenção para que você possa liberá-la e libertar-se.

Tudo responde ao amor. As crianças respondem ao amor com melhor comportamento até que florescem e prosperam. As plantas respondem ao amor. Os animais respondem ao amor. Seu lar, sua terra - tudo responde ao amor. A cura nada mais é que um ato de amor que limpa a negatividade.

"... o santo e sábio indiano Ramakrishna dizendo: "Ó mestre, não acho que eu amei Deus". E ele perguntou: "Não há nada, então,

que você ama?" Para isso, ela respondeu: "Meu sobrinho". E ele disse a ela: "Há seu amor e serviço para Deus, em seu amor e serviço para essa criança". E lá "disse Campbell," é uma alta mensagem da religião: 'Na medida em que você o fez até ao menos um deste...s" [2].

O estado de amor é o dispositivo de limpeza mais poderoso, e quando amamos, limpamos tudo dentro de nós mesmos e de nossas vidas; portanto, nós limpamos tudo ao nosso redor. O amor transforma nosso mundo.

Se você já teve uma discussão com alguém em que você respondeu com amor e compreensão, não importa quantas vezes demorou, então você sabe que foi através dessa expressão de amor que a discussão foi capaz de ser resolvida, ao invés de se transformar em auto propagação do caos.

Ho'oponopono é uma prática contínua que exige tempo, dedicação e continuidade. Programe tudo ao seu redor para se tornar um dispositivo de limpeza 24/7 (vinte e quatro horas por dia, sete dias por semana). Programe sua mente subconsciente para limpar para você e fique atento à limpeza sempre que as oportunidades surgirem.

Limpando seu relacionamento com você mesmo!

Muitas vezes, os pensamentos e os dados que atravessam nossas cabeças repetidas vezes são críticos, auto castigadores, auto duvidosos e negativos. Culpa, vergonha e falha não servem a nenhum propósito positivo. Pensamentos negativos sobre nós mesmos e outros não fazem nada além de nos tornar fracos.

Substitua todos os seus pensamentos negativos pela limpeza, para que seu diálogo interno seja substituído por frases e mantras de limpeza, o que pode ter um impacto drasticamente positivo em sua vida. Lembre-se de que, para receber o perdão e a liberdade da Consciência Divina, devemos primeiro aprender a nos perdoar. Deixe ir. Libere os dados e retorne ao Zero. **Amar-se é bom para o seu bebê.**

De muitas maneiras, seu filho experimentará todos os seus pensamentos, sentimentos e emoções (cientificamente comprovado, isto foi comprovado por reações epigenéticas através de hormônios que são liberados pelo corpo da mãe para o líquido amniótico, que sempre foi conhecido como nível espiritual). Ame-se, e seu bebê será cercado de amor. Seu corpo é o primeiro ambiente do seu bebê.

"Temos que pensar que tudo o que experimentamos começa com o que está acontecendo dentro de nós mesmos. Tantos relacionamentos começam com o relacionamento com nós mesmos." [5].

"Eu me amo, Eu me amo, Eu me amo." Está tudo bem, ninguém precisa ouvir você dizer isso, exceto o seu bebê, ou você pode dizer isso dentro de sua cabeça.

Limpe seu passado, limpe seu karma e limpe o karma da sua família dizendo o seguinte:

Se houver algo que eu ou algum dos membros da minha família ou ancestrais fizemos nessa vida, ou qualquer outra vida, que tenha causado complicações na minha gravidez, eu peço desculpas. Perdoe-me por favor. Se houver algo que eu ou algum dos membros da minha família ou ancestrais fizemos nessa vida, ou qualquer outra, exclua todos os dados que contribuem o [problema] e transforme-o em luz pura. E assim, deixe ser.

Atenção Médica durante a Gravidez

Na vanguarda de todas as questões que surgem durante a gravidez, é fundamental reconhecer que 100 por cento de responsabilidade e limpeza constante, significa que você estará resolvendo muitas questões você mesmo, sem a necessidade de intervenções de fontes externas.

Você deve permitir que a inspiração Divina guie-o a respeito de que extensão, ou tipo de cuidado pré-natal você escolhe receber (se algum). Você está disposto a fazer exames vaginais, mesmo que não sejam obrigatórios? Você está disposto a se submeter a testes de sangue, testes de pressão arterial ou teste de glicose? (Eu recomendo investigar e negociar uma alternativa à glicose que envolve consumir suco de frutas naturais, se possível.) Lembre-se de checar quais os cuidados obrigatórios em seu país de residência e quais são opcionais.

Para aqueles que acham que é confortante, reconfortante ou de outra forma útil receber atenção médica durante a gravidez, então muitos testes não-intrusivos e não invasivos podem ser conduzidos, que deixará sua mente à vontade, ou o alertará para áreas onde os dados precisam ser limpos.

Os testes de sangue, que podem ajudar a identificar nutrientes deficientes, e os testes rotineiros de pressão do sangue, ganho do peso, batimentos do bebê (solicitar que o praticante use um fetoscópio em vez de um doppler que funciona via ultrassom) são relativamente não invasivos.

Alguns testes são especificamente projetados para fornecer dados sobre as possibilidades de defeitos congênitos, os quais não obrigatórios, e muitas mulheres optam por não realizar estes testes, uma vez que os resultados não as impedem de avançar com a gravidez. Se você tiver dúvidas, então reconheça que você está utilizando estes dados e, ao eliminar estes dados, você pode evitar que complicações aconteçam.

Exames Vaginais

Os exames vaginais são, na maior parte, desnecessários

durante a gravidez, a menos que ocorra uma complicação específica, caso em que o médico ou enfermeiro poderá explicar exatamente por que é necessário, o que eles esperam que o exame mostre e quais outras alternativas estão disponíveis. Mesmo durante o trabalho de parto, os exames vaginais geralmente são desnecessários (muitas parteiras estão optando por diminui-los ou elimina-los de vez). Se isso é algo que a faz inconfortável, então recuse a fazer estes exames, já que eles não são obrigatórios.

Ultrassom

Os ultrassons são universais como cuidados pré-natais, podem ser muito úteis e podem fornecer informações muito importantes sobre o estado de uma gravidez, o sexo da criança e na identificação de gêmeos, placenta, gravidez ectópica e outras anomalias, etc. Uma pesquisa recente, no entanto, provocou controvérsias e questões sobre a segurança de múltiplos exames durante a gravidez. A pesquisa de 50 estudos realizados em humanos na China confirmou a suspeita de conexão entre varreduras de ultrassom e danos cerebrais em cérebros de mamíferos.

"Com base nestes 50 estudos em humanos, pode-se argumentar com persuasão que o ultrassom pré-natal é responsável pela causa ou início das seguintes condições e distúrbios:

- *Desordem Espectro Autismo*

- *ADHD*
- *Danos genéticos, herdáveis por gerações futuras.*
- *Icterícia*
- *Canceres infantis, e.g., leucemia, linfoma, cérebro, etc.*
- *Corioamnionite (inflamação da junção materno-fetal)*
- *Anomalias da personalidade*
- *Doenças oftalmológicas e várias malformações*
- *Doenças da pele tais como eczema*
- *Alergias"* [28]

Os ultrassons são usados regularmente para quebrar pedras nos rins, por isso eles são poderosos o suficiente para produzir reações físicas intensas e muitas vezes aumentam a temperatura dos tecidos em vários graus. Muitos médicos conscientemente aconselham a limitação de ultrassom a 1 vez por gravidez (a menos que exista um motivo específico de preocupação) para limitar a exposição do bebê. Se você esperar até o quinto – sexto mês da gestação para fazer um ultrassom e verificar as anormalidades, então o sexo do bebê pode ser determinado.

Os ultrassons não são confiáveis para prever a data determinada e são ainda menos confiáveis para prever com precisão o tamanho, e peso. Confie em seus próprios instintos em relação à data prevista e tenha cuidado com a "evidência" no ultrassom que sugere um bebê excepcionalmente grande.

Nunca confie na data previstas por ultrassom como prova necessária de uma indução, já que muitas previsões foram feitas até 4 semanas, o que muitas vezes resulta em bebês nascidos prematuramente. Isso pode ser potencialmente fatal para a criança e irá interromper o processo de ligação natural com a mãe após o nascimento. Os bebês que nasceram prematuramente são muito mais propensos a receber intervenções médicas adicionais e tempo na CTI, o que exige separação de seus pais - uma tragédia dolorosa para os pais e bebês.

Se alguma coisa em seu corpo o avisa que a gravidez não é saudável, faça a limpeza, e então procure imediatamente assistência médica. A limpeza sempre ajudará, mas é importante fazer o que interessa para você e seu filho. Às vezes, o Divino coloca desafios em nossas vidas e a limpeza nos ajudará a superá-los à medida que realinhamos nossas circunstâncias para uma solução ideal. Limpe apenas os dados.

Os maiores desafios são as maiores oportunidades para liberar padrões de pensamento errôneos (dados/programas/memórias) para o bem.

Toda oportunidade para retomar um teste é uma oportunidade para superar e eliminar as dívidas kármicas de nossos antepassados, e para eliminar esse karma da vida de nossos descendentes também.

Nós abraçamos o que nos desafia e agradecemos por ter mais uma chance de apagar os dados e retornar ao Zero.

Escute o seu corpo. As mulheres grávidas muitas vezes precisam descansar muito.

"... não é fácil persuadir uma mãe ocupada que necessita

desacelerar e deixar a gravidez determinar seu estilo de vida e não o contrário." [11].

O caminho de menor resistência é muitas vezes o caminho do Divino guiando você para o seu Eu mais elevado. Quando você limpa, você se abre para Inspiração Divina. O Espírito é o mais sábio de todos, e devemos entregar o nosso ego e aprender a nos adaptarmos às condições que ele nos atribui, e não ao contrário. Quando estamos em harmonia com o Divino, então tudo flui em harmonia.

Quando nós nos entregamos à fé e sabedoria superior e fazemos nossa parte limpando todo o lixo, então, o que quer que aconteça, será para nosso melhor interesse.

Existe uma razão para tudo. Tenha certeza que é uma razão divina. Certifique-se de que o motivo não é apenas dados que se intrometeram no caminho.

Criança Cósmica

O ventre é o repouso da criança que está para nascer. Nossa fertilidade é uma parte essencial de nossa identidade, e a gravidez é uma iniciação espiritual imperativa e biologicamente maravilhosa. Nada nos ajuda a aprender melhor nossas lições do que a ensinar a outros, e como pais, somos principalmente professores, cuidadores e exemplos para a expressão do correto que deve se desenrolar na vida de nossos filhos.

No começo, fomos todos perfeitamente criados. Os bebês

encarnam essa perfeição, e eles nos lembram de quem somos e de onde procedemos.

Nossos filhos são como presentes que enriquecem nossas vidas, para nos mostrar sabedoria e para compartilhar o entendimento. Como Mabel Katz disse uma vez: "As crianças estão aqui para nos dar mais uma chance." - mais uma chance de olhar para o Divino dentro de nós mesmos e tomar consciência dos dados errôneos que obscurecem nossa existência.

Todos somos perfeitos, já que cada um de nós foi criado a imagem do Divino. Todos os filhos e todos os espíritos são criados individualmente — com um propósito único que só eles podem cumprir. Quando não conseguimos cumprir o nosso propósito, em vez disso tentamos viver o propósito de outra pessoa (com todos os seus sonhos, expectativas ou ambições), então todos ficam presos.

Se invejamos o propósito de outro, ou tentamos nos tornar algo que não somos devidos à nossa falta de conhecimento ou compreensão do nosso verdadeiro propósito, então nunca nos contentaremos. Não podemos cumprir o propósito de outra pessoa, e ao abandonar o nosso, deixamos uma parte importante não cumprida do nosso enredo com o Divino. É somente sendo fiel a nós mesmos e ao propósito de nossa vida, que podemos encontrar a satisfação e também libertar a todos os outros.

Nós chegamos à terra por muitas razões, para aprender, superar, experimentar, mas nunca chegamos por acidente. Nós sempre viemos com um propósito, e para saber o que esse propósito é, precisamos fazer a limpeza.

Às vezes a resposta é muito simples. Talvez o que amamos fazer é o que precisamos fazer.

"Para o seu próprio ser, seja a verdade." - Shakespeare.

Quando reconhecemos o Divino em nossos filhos, em toda a sua pureza e perfeição, podemos honrá-los e atendê-los com toda a paciência que a dependência de nós exige.

Ao longo de inúmeras gerações, erros foram cometidos e programas errôneos foram executados. Os dados errôneos apresentam-se como karma — restos de dados de vidas passadas que não foram adequadamente resolvidos ou arrependidos, e traços epigenéticos — dados errôneos dos antepassados que se apresentam nos marcadores genéticos encontrados na sequência de cada ácido desoxirribonucleico (DNA).

"A "Lei das Sete Gerações" afirma que quaisquer padrões que você esteja vivendo em sua vida — o que você ensina aos seus filhos e eles aprendem de observar você — seus filhos irão absorver, e os filhos dos seus filhos, até o futuro de sete gerações." [12].

Dentro de cada geração, as influências culturais podem ter efeitos profundos sobre nossa percepção da realidade. Padrões de pensamento e crenças flutuam em ondas, como pode ser observado ao longo de nossa história. Karma é espiritual, físico, emocional e mental. Karma é familiar e social. O Karma é um programa racial e geracional, de tendência de gênero, relacionado a idade, e tendencioso, que funciona em um ciclo infinito, interrompendo o canal de comunicação que temos com o Divino.

O Karma pode se manifestar como maus hábitos e padrões transmitidos de geração em geração dentro de uma família ou sociedade que se apresentam como guerras, conflitos que afetam a nação / gênero / raça / cultura / religião / e sociedade em que nascemos.

Karma não é mais do que dados.

E dados podem ser apagados!

"Enterrados profundamente dentro do nosso subconsciente estão memórias não resolvidas de conflitos passados, sentimentos feridos e eventos de circunstâncias dolorosas. Estes incluem memórias familiares, comunitárias e raciais que perpetuam conflitos e ódio entre seus membros. Essas memórias escondidas afetam a forma como agimos e reagimos às situações e relacionamentos atuais, e eles nunca partirão sozinhos. Eles ficam alojados em nossa psique, inesperadamente emergindo em vários aspectos de nossas vidas, incluindo nossos corpos, sob a forma de doença, até serem resolvidos e curados." [7].

"Nós entramos na vida com programação. A ciência da epigenética confirma que, o que nossos bisavós tem frequentemente no DNA, estão presentes em uma criança hoje... Nós viemos com programação - e depois herdamos de nossos pais

e outros, bem como da cultura em que vivemos." [3].

"A maioria dos nossos problemas vem dos nossos antepassados.
Por exemplo, se você sabe que a sua família tem diabetes, você
diria: "Ah, eu sei que vou ter diabetes porque vou herdar através
minha família ". No entanto, você pode apagar o diabetes antes de
começar os sintomas. A mesma coisa com problemas ou falta de
dinheiro emocional ou desafios do relacionamento. A maioria de
nossas memórias vêm de nossos antepassados." [1].

O Karma pode ser apagado.

Às vezes, crianças nascem com dados que herdam com
eles de encarnações passadas. Existem dados que uma criança
herda de sua mãe e pai (devido a escolhas de estilos de vida,
exposição tóxica, emoções e experiências perturbadoras, etc.),
dados transmitidos através de seus antepassados e dados
provenientes da sociedade.

Uma vez que o zigoto foi formado, cada momento de
desenvolvimento dentro do útero da mãe é um momento em que
os dados são absorvidos no subconsciente e no corpo físico —
manifestações do mundo da mãe e da criança interna.

Sons, desiquilíbrios hormonais, emoções, nutrição,
temperatura — são todos os dados que contribuem para a
formação da criança. Durante a gestação, há evidências de que os
bebês realmente aprendem; eles reagem à voz de sua mãe, à
música, alimentação, tabagismo, consumo de álcool, radiação,
ultrassom, estresse e muitas outras formas de estimulação.

O estado emocional da mãe é repassado ao feto através dos hormônios que secreta. Se a mãe está envolvida em uma conversa amorosa e estimulante ou ouvindo música agradável, seu cérebro desencadeia a liberação de substâncias químicas que refletem sua condição calma e confortável. Estas substâncias químicas que atuam como mensageiras viajam da mãe para o feto através do cordão umbilical, conectando os sentimentos do bebê com os da mãe. Por outro lado, se a mãe está envolvida em uma discussão acalorada, seu corpo está cheio de substâncias químicas de estresse que podem provocar desconforto no feto... É fácil imaginar a angústia causada a um feto que está regularmente exposto a sons severos e desagradáveis. O coração da mãe bate rápido, e suas glândulas adrenais produzem hormônios do stress. O bebê ativa sua própria resposta de luta ou fuga, mas, infelizmente, não pode fugir nem lutar com a origem do seu desconforto. As sementes de ansiedade, apreensão e hostilidade são semeadas no útero." [13].

"Paracelsus (Switzerland, 1493-1541): um bebê no útero da mãe está tanto nas mãos dela quanto sob sua vontade como argila nas mãos do oleiro, de quem faz o que lhe agrada. Qualquer forte desejo, apetite ou escolha pode ser adquirido no feto." [14].

Algumas das crenças e impressões mais profundamente formativas que ditaram nossas vidas ocorrem durante a gestação e nascimento. Como fetos, somos receptivos a todos os estímulos: níveis de açúcar no sangue, hormônios do estresse, melatonina e padrões de sono. Compartilhamos o mundo da nossa mãe e interpretamos os dados que recebemos enquanto ativamos e desativamos as sequências genéticas para nos adaptarmos ao meio ambiente em que prevemos nascer. Isto é particularmente evidente em termos de nutrição, onde a dieta ou a fome durante a gravidez provaram que afetam a herança genética da criança de tal forma que eles são mais propensos a priorizar o armazenamento de calorias como reservas de gordura do que crianças cujas mães comem bem durante a gravidez. Os bebês que foram gestados e nasceram durante períodos de fome, por exemplo, são muito mais propensos a desenvolver obesidade, diabetes tipo 2 e outras doenças relacionadas mais tarde em comparação com aqueles que nasceram em tempos de prosperidade.

Este é apenas um exemplo de epigenética e como pode desempenhar um papel crucial na formação de nossas vidas. Também é uma razão muito importante para prestar atenção à sua nutrição durante a gravidez, para ouvir seus instintos e evitar a restrição de calorias. Outro exemplo é como o estado emocional da mãe influencia o feto através de hormônios. O feto literalmente mergulha em uma mistura de hormônios produzidos pela mãe enquanto ela interage com o mundo. Quaisquer estados emocionais produzem sinais químicos que se comunicam em um nível bioquímico com o feto em crescimento. Os hormônios de estresse também podem restringir o fluxo de sangue para o útero e a placenta, privando assim o feto de oxigênio e outros nutrientes. O conto das esposas antigas' de tratar as mulheres grávidas como você faria com o feto são muito bem baseados.

Quando as mães experimentam estresse, seus bebês também experimentam estresse e podem até se acostumarem a isso, gerando assim um estado emocional padrão de estresse. Isso significa que, à medida que crescem e continuam na jornada de sua vida, procuram estresse, drama ou adrenalina para se sentirem seguros. Tudo isso são apenas dados que devem ser apagados.

Se a informação vier diretamente do Divino e contribuir de alguma forma para o seu plano divino, então não pode ser apagada, então você nunca precisa se preocupar em desfazer este dado, ou qualquer coisa que faz bem para você. O Divino limpará apenas o que é errado, mesmo quando você não consegue identificá-lo você mesmo.

Os dados começam antes do nascimento, e a própria experiência do nascimento pode ser fundamental. O nascimento pode ser libertador, ou pode ser traumático. Seja qual for, é uma fonte de dados que está profundamente impresso na psique do recém-nascido, bem como na mãe, e pode afetar suas ações e visão sobre a vida, para o resto de suas vidas.

É por isso que as ferramentas Ho'oponopono são tão relevantes e tão eficazes para a liberdade pessoal, porque ao limpar, estamos removendo todos os dados e apagando todas as impressões que recebemos, quer conheçamos ou não a origem ou possamos identificá-la conscientemente. Imagine que estamos caminhando por uma rua movimentada da cidade e estamos sendo bombardeados por propagandas em ônibus, outdoors, revistas, telas de TV, etc., todos projetados para subconscientemente plantar conceitos, associações e desejos em nossas mentes e ter uma influência sobre nossas escolhas, ações e nosso destino. Os bebês recém-nascidos são tão frequentemente expostos a essas imagens quanto nós, e eles formam o modelo do bebê sobre o mundo. A maneira como vestimos nosso filho, e a maneira como interagimos com eles e outros (família, amigos, conhecidos, estranhos, animais, etc.) deixarão trilhas subconscientes de dados e programas que talvez nem temos consciência.

Se considerarmos estes como influências positivas ou negativas sobre nós, devemos reconhecer que qualquer dado, memória ou programa que tenha sido construído a partir do passado, nos limites de receber e agir com inspiração pura do Divino. Se estamos sempre reagindo a novas situações com padrões antigos, então somos incapazes de responder verdadeiramente da nossa essência.

Tantos dados se apegam a nós e aos nossos filhos que devemos limpar para nos libertar. Não podemos limpar para os outros, pois não só seria uma imposição, mas também não funciona. Nós podemos somente limpar nós mesmos — nossos sentimentos, reações, dados, respostas, modelos, apegamentos, e o cordão de aka de nossas crianças.

O cordão aka é a energia de força vital de apego espiritual que liga as pessoas a tudo o que pensam, tocam, fazem e interagem. A menos que possamos cortar todas as cordas aka, então ficamos sufocados pelos dados e não conseguimos nos mover na liberdade de inspiração. Então, quando nos limpamos, nós também limpamos nossos filhos. Quanto mais limpo os programas e os dados compartilhados, mais podemos restaurar a nós mesmos e aos nossos filhos ao estado de perfeição.

Muitas vezes, vivemos nossas vidas em nossos pensamentos, reproduzindo memórias do passado ou fazendo planos para o futuro, e como resultado deixamos de viver no presente. É como viver atrás de uma câmera, tirar fotos, do que quer que esteja acontecendo agora, para que possamos nos lembrar do que era mais tarde, em vez de abraçar verdadeiramente a experiência enquanto a vivemos. É apenas no presente que somos poderosos e capazes de experimentar o Divino.

A eternidade não é para mais tarde. A eternidade não é muito tempo. A eternidade não tem nada a ver com o tempo. A eternidade é essa dimensão de aqui e agora que todo o pensamento em termos temporais acontece. E se você não conseguir isso aqui, você não vai conseguir em nenhum lugar." [2].

"Ser ou não ser" - Shakespeare.

No Zero, podemos ser justos e ter fé que o próximo momento virá sem qualquer necessidade de estímulo nosso. Não precisamos estabelecer uma intenção; só precisamos limpar para que assim só sobre a fé e inspiração.

"O que será, será. O que quer que seja, será" [15].

Quanto mais limparmos, melhor nós ficaremos e menores problemas colocaremos na vida de nossos filhos. Como já foi dito muitas vezes antes por líderes iluminados ao longo da história, **a** paz começa por dentro.

"A paz começa comigo" - Dr. Hew Len

e-

A paz começa no ventre.

Paz no ventre = paz no mundo.

A paz de Eu, Eu sou a paz.

Nós somos a mudança que queremos ver no mundo. Nós somos o catalizador. A faísca. O desconhecido. A paz além de toda a compreensão. Nós somos o Divino. Eu sou o Eu.

Há uma série de ferramentas de limpeza que você pode usar ou fazer para ajudar em sua prática Ho'oponopono durante a gravidez. Por exemplo, você pode criar sua própria pulseira, repetir seus próprios mantras e ouvir CD´s / MP3 de meditações guiadas ou auto hipnose ao longo do seu dia. Existem até mesmo arquivos que podem ser baixados para o seu computador ou celular. Limpe todos os níveis da sua consciência.

Uma técnica particularmente útil para limpar os dados do seu passado enquanto você se prepara para o nascimento e a vida do seu filho, é reunir fotografias de si mesmo quando criança, e de seus pais, parceiro (pai da criança), os pais dele, e quaisquer outros familiares de importância, se as fotografias estão disponíveis. Em seguida, pegue cada fotografia e repita as quatro frases, a oração de Morrnah Simeona ou a *"Paz de Eu" e*

"Eu" sou o "eu". Toque cada fotografia com a extremidade do apagador de um lápis e repita "Gota de Orvalho" que também pode ser útil. Ouça seus próprios instintos em relação a quantas vezes você deve repetir. Morrnah sempre disse que quatro vezes de sua oração eram suficientes para cada foto, embora seus próprios sentimentos de resistência em um problema possam ajudá-lo a determinar a quantidade de limpeza que você precisa direcionar para cada fotografia.

"Morrnah ensinou que você deveria pegar uma folha de papel e anotar cada pessoa, lugar ou objeto relacionado ao que você quer limpar. Ela disse: "Seu subconsciente entenderá melhor o problema, e você sentirá um maior problema no que primeiro for escrito." Então, você diz a Oração de Morrnah sobre a folha de papel ". [3].

Embora esta prática possa ser feita em particular, também pode ajudar quando temos um grande grupo de pessoas. Esta técnica da limpeza é usada frequentemente nas oficinas de Ho'oponopono onde a fotografia de cada pessoa a ser limpada é passada a todos do grupo com diversos ciclos do "Me desculpe, Me perdoe, Sou Grato, Eu te amo," ou pode ser usada em outras orações da usa escolha.

Se você tiver a oportunidade de se reunir com um grupo de amigos, talvez em um chá de bebê ou benção da mãe, você pode apresentar o conceito de Ho'oponopono e pedir a todos que façam alguns ciclos em cada uma das fotografias de você e da família do seu bebê. Se você tem uma imagem de ultrassom de seu filho, então você também pode incluir esta imagem no círculo de oração. Certifique-se de enfatizar que, ao invés de falar intenções ou afirmações, a ideia é apagar dados e deixar o resto para o Divino, pois temos fé, que sempre Ele sabe o que é melhor para nós.

As fotografias de nós mesmos como crianças também podem ser ferramentas muito poderosas para nos ajudar a comunicar com nossa criança interior, amar e perdoar a nós mesmos e iniciar a confiança e a comunicação entre nossa mente consciente (Uhane/Mãe) e nossa mente subconsciente (Unihipili / Criança interior).

As meditações da nossa criança interior estão disponíveis na internet, incluindo (neste momento) em um vídeo do YouTube do Dr. Hew Len ensinando uma meditação guiada para entrar em contato com a criança interior.

Quem somos nós?

A morte, como o nascimento, é uma limpeza. Nós fomos criados para limpar tudo e cada um dos dados das nossas vidas passadas, assim começando novamente em Zero. Nós devemos nascer em Zero. Tantas vidas se passaram desde o início da eternidade que os cordões de aka nos conectam. Mesmo que a limpeza correta que acontece no nascimento e na morte tenha sido perdida, de modo que nem sempre conseguimos fazer uma limpeza completa. Às vezes, certos eventos e dados nos conectam no nível da alma e reaparecem — permanecendo de vida em vida até que sejam limpos, absolvidos, e transformados à luz do Divino. Estamos aqui para limparmos a nós mesmos e aos outros.

Quando deixamos alguma coisa em nossa vida incompleta, ou temos arrependimentos ou um desejo de fazer as coisas de forma diferente, então criamos uma ansiedade dentro de nós querendo voltar para tentar novamente. Nas Meditações de Rene Descartes, somos conduzidos através de nossos poderes de razão para duvidar de todas as ideias preconcebidas que temos em relação à realidade. Nossos sentidos são o nosso intérprete mais íntimo da realidade, mas podem ser falíveis, por isso somos incapazes de confiar neles inequivocamente para revelar o mundo externo. Um por um, Descartes desacredita os nossos pressupostos sobre o mundo até que tudo o que resta, que podemos conhecer incontestavelmente é *Cogito Ergo Sum* - "Eu acho, portanto, eu sou". Eu sou, Eu sou Eu.

A única coisa que alguém pode ter certeza é da sua própria existência. Há pessoas que acreditam que só elas existem, e que o mundo inteiro e tudo nele não é nada além de um sonho ou uma alucinação lúcida. Essa crença é chamada de solipsismo. Muitos psicólogos acreditam que os bebês começam a viver dessa maneira, e que só depois de algum tempo, eles desenvolvem um senso de individualidade e distinção entre si e o resto da existência. Se somos criadores de nossa própria realidade, então somos todos divinos. Nós estamos no universo e em tudo nele. Nós somos um só. Não há nenhuma separação. Talvez eles se lembrem de serem só um todo com o universo; afinal, eles ficaram com a mãe por quase nove meses dentro do seu útero — seu primeiro mundo.

Nós estamos sonhando? Nós somos um sonho?

"Quem olha para fora, sonha; quem olha para dentro, acorda. " - Carl Jung

De acordo com alguns dos maiores físicos, o tempo é uma ilusão. Tudo existe simultaneamente, e é apenas nossa experiência subjetiva que nos leva a acreditar que os eventos ocorrem em ordem cronológica. Na verdade, muitas novelas de ficção científica mostraram essa ideia como base para a viagem no tempo.

Entre as muitas religiões que abraçam a crença na reencarnação, a maioria aceita a ideia de que se pode nascer em qualquer raça, gênero, religião, classe e até mesmo entre outras espécies. Alguns incluem a crença de que é possível reencarnar-se no passado, ignorando a ordem cronológica da história de uma de uma vida para outra; portanto, é possível que cada vida que você tenha vivido esteja sendo liderada por somente uma, identidade continua — aprendendo, explorando e fazendo progresso.

Me desculpe. Por favor, perdoe-me por qualquer coisa que eu fiz desde o início da minha criação até hoje que causou esta situação que me encontro. Corte todas as cordas e anexos. Libere todos os encargos, memórias, falsas expectativas, programas e dados errôneos, para que eu possa experimentar pura, Inspiração Divina. No Zero —nos movemos livremente. Está feito.

Considere como isso pode alterar a perspectiva de alguém

em relação a 100% de responsabilidade. Significaria que somos verdadeiramente responsáveis por todos os erros que foram cometidos e que serão cometidos no futuro (embora eu goste de pensar que vamos evoluir em direção à luz, ao invés de se transformar em caos). É somente através do arrependimento, do perdão próprio e limpeza, que podemos verdadeiramente restaurar-nos para Zero. Quando retornarmos a esse estado de divindade e justiça, poderemos experimentar a paz e a benção.

Muitas práticas espirituais envolvem focar em intenções, manifestações, mantras e cerimônias tradicionais — tudo destinado a programar nossas mentes. Entendemos que o que existe no nosso subconsciente é o que se manifestará em nossa experiência externa; no entanto, adicionar camada sobre camada de dados simplesmente afoga a voz do Divino e qualquer inspiração que receberíamos. As práticas que nos permitem esvaziar nossa mente, apagar dados e retornar a um estado de ser puro — como meditação, oração com terço de Rosário, missões de visão, Tai Chi e Chi Gong — nunca são sobre projetar. São sobre abertura, esvaziamento, limpeza e recebimento. São sobre escutar a Deus.

Nós devemos cultivar a prática da escuta, mas não para os dados. Primeiro, devemos remover os dados para que escutemos apenas o que é certo, perfeito e divino.

Ho'oponopono é pacifista e é compatível com a maioria das religiões e filosofias. Mesmo que você não acredite na reencarnação, você pode acreditar na alma eterna e no Criador

Divino. Mesmo que você não acredite em Deus, você pode acreditar nos múltiplos níveis dentro da psique humana e os efeitos que nosso subconsciente tem em nossa vida e capacidades. Mesmo se você não tem fé em nada além de si mesmo, você ainda pode acreditar que você é 100 por cento responsável por ser a mudança que deseja ver no mundo.

É muito importante lembrar o conceito de 100 por cento de responsabilidade em todos os nossos esforços, em todo o nosso trabalho e em todas as nossas práticas de cura, que estamos trabalhando apenas em nós mesmos. Estamos apagando essa programação de todos os outros no mundo que compartilhamos. Nós nos libertamos para libertar os outros.

Todos os problemas que se apresentam em nossas vidas estão lá como espelhos de algo que está acontecendo dentro de nós mesmos. Como a lei da atração, atraímos a nossa existência externa uma réplica do que desenhamos dentro de nós mesmos. É apenas apagando dados limitantes e errados que podemos liberar-nos de falsas experiências e complicações. Isto é especialmente evidente durante o período de gravidez e parto.

Confiança

No centro de Ho'oponopono se encontra a crença de que o universo está configurado para nos dar tudo o que queremos e merecemos na vida, tudo o que é bom para nós e tudo o que atende às nossas necessidades.

O fluxo de energia, de abundância, saúde, riqueza, beleza, paz, alegria, inspiração e harmonia do Divino é infinito e ilimitado; pois nosso Criador nos ama e quer apenas o que é melhor para nós. Quando colocamos obstáculos no caminho desse fluxo do Divino, limitamos o que recebemos e criamos escassez, conflitos e estagnação. Negamos seu fluxo infinito, mas os blocos e barragens que colocamos em frente a esse fluxo não são mais do que pensamentos. E os pensamentos podem ser mudados ou apagado s completamente.

Uma vez que todas as nossas crenças e bloqueios auto limitantes são cancelados, o fluxo do Divino é restaurado, e traz tudo o que precisamos e quando precisamos, não mais, nem menos. Equilíbrio. Harmonia.

Afirmações, visualizações, hipnose e meditações guiadas com intenções específicas são contraditórias com os fundamentos de Ho'oponopono. Ao invés de apagar programas e dados, eles são métodos para escrever programas que competem com os dados que já estão em nosso subconsciente. Embora esses programas intencionalmente implantados possam ser efetivos, eles são apenas presunções. Quando usamos ferramentas para escrever novos scripts, presumimos saber exatamente como nossas vidas devem ser e o que seria para nosso melhor interesse, mas isso nega a vontade e a sabedoria superior de Deus.

De certa forma, pode ser comparado ao processo de parto. Nossos corpos são infinitamente capazes de dar origem a crianças saudáveis e vibrantes — naturalmente e sem esforço. É quando o processo divino é confiável e livre que nossos corpos sabem o que fazer, mesmo que não esteja em um nível consciente.

Limitar as crenças e os dados incorretos sob a forma de medos, tensões e luta pelo controle, podem interferir no processo natural do parto e no fluxo de hormônios que estimulam o trabalho de parto espontâneo. Os dados podem causar estagnação e escassez, o que se apresenta como complicações que podem comprometer o parto. Quando a mente consciente é forçada a lidar com os dados (em vez de apagá-lo), ele se envolve com os dados e tenta reagir a eles. Cada momento é uma oportunidade para apagar dados (não se envolver e limpar o seu caminho). Faça a limpeza em você mesmo e em todos envolvidos no processo.

Em nossa arrogância, podemos pensar que sabemos o que queremos e o que precisamos, e como obtê-lo. Se tememos dor durante o parto e não conseguimos apagar os dados que bloqueiam a liberação natural de hormônios para diminuir a dor, então podemos fazer a peridural, usar gases e várias outras intervenções químicas e médicas; assim, alterando o caminho natural do nascimento para atender às expectativas e presunções externas. Essa interferência com sistemas que são muito mais confusos e sofisticados do que atualmente podemos entender, pode acabar por complicar ainda mais as coisas, criando problemas adicionais e imprevistos para as mães e seus bebês.

"A dor é inevitável, o sofrimento não é" - Mable Katz

Suponha que um médico acha que o único objetivo do parto é fazer com que o bebê saia, de modo que tirar o bebê por qualquer meio necessário torna-se o principal objetivo — seja usando de Pitocin, fórceps, episiotomia ou cesariana para finalizar o parto. No entanto, a natureza é mais sábia e sabe que o parto é um processo multifuncional que não pode ser considerado como um ato isolado.

O processo de parto é um ato de limpeza para a mãe, bem como um ato de capacitação, transformação e transcendência. É um rito significativo de passagem que a prepara emocionalmente, fisicamente, psicologicamente e espiritualmente para a maternidade.

O parto é um processo saudável que protege o funcionamento do sistema reprodutivo. Fornece força e outros benefícios às funções adrenais da mãe, que contribuem para a manutenção da homeostase em seu corpo, a densidade óssea (protegendo-a da osteoporose na velhice), a saúde cervical (taxas mais baixas de infecções e crescimentos cancerígenos) e até estimula a limpeza normal do útero. O parto também contribui para o equilíbrio emocional (e hormonal) da mãe enquanto se cria laços com seu filho. Ela dedica infinitas horas de sua vida à serviço do outro através de amor e carinho; portanto, impactando sua capacidade de nutrir e sustentar seu filho produzindo colostro e leite materno.

O nascimento vaginal espontâneo é o ideal para o bebê. Em uma gravidez saudável, o trabalho fisiológico não começa até que o corpo do bebê esteja pronto. Uma vez que o trabalho começa, altos níveis de oxitocina suprimem um neurotransmissor no cérebro dos bebês chamado GABA (ácido gamma-aminobutírico) informando a atividade do cérebro e colocando a criança em um tipo de estado de semi-hibernação que protege a criança dos perigos da privação do oxigênio durante o processo do nascimento. Isto é particularmente importante ao considerar que as contrações dos músculos uterinos apertam a placenta, e podem reduzir a quantidade de oxigênio recebida pelo bebê durante as contrações.

Algumas crianças adquirem hematomas ou inchaço durante a passagem pelo canal de parto, as células-tronco presentes nos bebês rapidamente cicatrizam essas lesões. A vitamina K é um agente de coagulação que aumenta a viscosidade do sangue, diminuindo a velocidade da circulação. Baixos níveis de vitamina K impedem a coagulação excessiva o qual pode inibir a cicatrização. A vitamina K está naturalmente presente em baixas doses no colostro.

Temos que confiar que a natureza é mais sábia do que nós, e que o Divino sabe mais do que os cientistas e médicos que estão investigando seu caso.

O parto natural foi confiado e honrado pelas mães de cada geração até nossos primeiros ancestrais.

Quando interferimos no processo natural do parto, apenas complicamos as questões. O que devemos fazer é limpar todos os dados que estão atrapalhando nosso caminho.

Em vez de impor nossa vontade após o nascimento, ou sobre qualquer outro aspecto de nossas vidas, muitas vezes acontece que os melhores resultados chegam sem esforço, ao confiar no universo para orientar nossas ações e atender às nossas necessidades.

Dr. Hew Len diz:

"... O Divino não é um mensageiro. Você não pede coisas, você simplesmente limpa." [4].

Você não faz seu pedido e aguarda a entrega. Você simplesmente confia no Espírito para saber o que é melhor para você, e que suas necessidades serão atendidas. Você nunca sabe o que você está limpando, ou o que pode resultar de sua limpeza, mas todas as memórias e programas que você apaga libertarão uma parte do universo — restaurando a paz e apagando limitações errôneas que se mantêm entre você e sua expressão divina.

Não espere nada e aprecie tudo!

Rendição

A ferramenta mais poderosa que temos à nossa disposição é o poder da rendição. É esse poder e confiança que é a visão mais transformante do processo natural de parto.

"A resistência nos mantém em constante estado de ansiedade e empobrecimento espiritual, mental, físico, financeiro e material,"
[4].

Apague os dados, e tudo o que sobrar é o seu perfeito.

O Processo do Parto

O nascimento pode ser fácil, pois nossos corpos sabem o que fazer. Quando somos fortes e saudáveis, e nosso corpo floresce sob nosso cuidado e dedicação, e eles são infinitamente capazes de ter filhos.

No final da gravidez, os níveis de progesterona da mãe caem, e os níveis de estrogênio aumentam, o que ativa os receptores de oxitocina no útero. Muitas mulheres experimentam contrações de prática (ou seja, contrações de Braxton Hicks) nas últimas semanas antes do trabalho de parto, a fim de construir força e resistência para o útero.

O colo do útero é o 'pescoço' do útero, que foi fechado

firmemente durante a gravidez para segurar o bebê. Uma vez que os níveis de cortisol do feto alcancem a maturação, e o peso do útero — combinado com movimento e outras estimulações — provoca prostaglandinas, que solta músculos do colo do útero para que ele comece a dilatar. À medida que o colo do útero se abre e o bebê começa a se mover para baixo, seu peso desencadeia a glândula pituitária da mãe que libera oxitocina.

Durante a gravidez, a glândula pituitária cresce substancialmente em tamanho, pois prepara-se para liberar grandes quantidades de hormônios de nascimento e hormônios de conexão para ajudar a mãe no trabalho de parto e cuidar de seu filho. A glândula pituitária é considerada a base física da iluminação, da habilidade psíquica e do chakra do terceiro olho. Deve existir cautela com o flúor, pois tem uma reputação de causar a atrofia ou calcificação da glândula pituitária, por isso deve ser evitada na pasta de dente, na boca e na água da torneira.

A oxitocina é conhecida como o hormônio do amor e da empatia, que é liberada durante o parto, amamentação e orgasmo. É responsável pela ligação entre mãe e filho e o amor e a proximidade que os parceiros românticos sentem uns com os outros.

A Ocitocina é um hormônio tímido. Sua liberação ideal é desencadeada pela privacidade, relaxamento, sentimentos de segurança e intimidade. As circunstâncias que nos levam a fazer amor são as mesmas no parto de um bebê. Interrupções, tensão, medo e falta de privacidade podem interferir com a produção de oxitocina e, de fato, podem diminuir o trabalho de parto ou fazer com que as contrações parem ou estagnem.

Durante o trabalho de parto, a oxitocina é responsável por contrair os músculos do útero. As contrações aumentarão gradualmente em intensidade desde o início do trabalho de parto, até o colo do útero estar completamente dilatado. Uma vez que o colo do útero esteja completamente dilatado, a cabeça do bebê vai descer no colo do útero e começar a sua descida para o canal de parto.

A pelve de uma mulher é constituída por três ossos que estão ligados por ligamentos entre si. Durante a gravidez, o corpo de uma mãe produz o hormônio Relaxin, que permite que esses ligamentos se estiquem e se tornem mais flexíveis do que o normal. O crânio do bebê também é flexível, composto por sete ossos que não se fundem completamente até o bebê atingir a adolescência. À medida que o bebê desce na pelve, os ligamentos se esticam e se expandem, criando espaço para a cabeça do bebê se mover para baixo. O bebê gira em um movimento em espiral (assim como todas as espirais de energia no universo) à medida que ele desce. Enquanto isso, a mãe mexe seus quadris enquanto ela faz o bebê dançar, a fim de ajudar o bebê a alinhar-se suavemente, proporcionando seu conforto enquanto empurra — uma sensação diferente de qualquer outra que ela sentiu antes.

Uma vez que está completamente dilatada, a mãe pode sofrer uma pequena cessação das contrações. Esta breve pausa pode proporcionar uma oportunidade para ela cochilar, ou entrar em uma bacia de água morna em preparação para a segunda etapa, que é o parto ativa. Quando o bebê começa a descer no canal do nascimento, a mãe geralmente se sente desafiada. Este é o momento de transição, o maior teste de todos, e sua última rendição ao controle. Algumas mulheres temem que a intensidade continue a aumentar além do que eles podem lidar, e solicitarão medicação nesta fase. Mas este é o último limite, a última barreira de dados inconscientes, e ao avançarmos, limparemos e liberaremos o sobre carregamento e experimentaremos a liberdade em níveis multidimensionais do nosso ser.

Embora possa levar alguns minutos, o corpo responde nesta fase com uma nova onda de oxitocina, e a liberação de beta-endorfinas (um analgésico natural) da glândula pituitária. As beta-endorfinas são opiáceos que se ligam aos mesmos receptores neurológicos que a morfina e a heroína. Eles atuam como analgésicos e são naturalmente fornecidos (assim como as endorfinas liberadas durante o exercício), deixando a mãe em estado de felicidade.

Durante o trabalho de parto, os níveis de consciência materna foram registrados como quatro tipos distintos de ondas cerebrais: beta, alfa, theta e delta. As ondas beta dominam nosso estado de vigília normal em que estamos alertas e conversando. As ondas alfa são dominantes quando estamos sonhando acordado, meditando e curando; eles também são as ondas cerebrais que promovem a liberação natural da oxitocina e estão associados a um parto precoce e dilatação até cerca de 5 ou 6 cm. As ondas de theta ocorrem quando não há pensamento consciente envolvido, e você se rendeu aos impulsos primitivos do corpo, o que permite que você dê à luz seu bebê por meio do instinto puro; este é o estado que está além da transição, e é extraordinariamente poderoso e abrangente. As ondas do delta são expressões de pura felicidade, onde transcendência e epifania ocorrem a um nível experiencial assim quando o bebê nasce. O sentimento de alegria, alívio, amor incondicional, gratidão são tão poderosos que transmitem todos os dados em pura luz — limpando tudo e todos ao seu redor. As ondas cerebrais delta estão associadas a experiências fora do corpo, bem como a visões religiosas e espirituais.

Enquanto o primeiro estágio do trabalho de parto é naturalmente externo — quando a mãe fala, ri, se move e se engaja com outros — a segunda etapa do trabalho de parto envolve introspecção e um estado de concentração direcionado ao corpo. Este é um estado de foco puro, e faz parte do mecanismo de enfrentamento natural e espiritual do nascimento à medida que se avança com a liberação hormonal — as mães entram em seu próprio mundo.

É muito importante que essas mulheres não sejam perturbadas durante esse período. É um estado de transe, um estado de transcendência que muitos consideram semelhante ao estar na presença de Deus. Esta é a divindade. Este é o Zero. Quando uma mulher não é perturbada durante o nascimento, todos os mecanismos naturalmente sincronizados são capazes de trabalhar em harmonia, proporcionando um estado perfeito.

Parceiros e colaboradores do nascimento devem tentar não chamar a atenção para eles mesmos durante esta etapa. Se a mãe precisa de alguma coisa, então ela vai deixar os outros saberem, mas manter a concentração sem interrupção é a chave para este processo. Os parceiros precisam entender e reconhecer seu papel espiritual como guardiões, e protetores do espaço sagrado do nascimento.

A maior onda de oxitocina é liberada assim que o bebê nasce, o que induz a sentimentos de amor que não podem ser substituídos, comparados ou expressos em palavras. Quando a nova mãe carrega seu novo bebê em seus braços, cada hormônio em seu corpo e todos os sinais do Espírito atravessam ela para entregar sua dedicação à frágil vida em seus braços. A oxitocina também serve para sinalizar contrações do útero, que expulsa a placenta e contrai o útero em uma bola dura e palpável, restringindo a perda de sangue e prevenindo a hemorragia.

A oxitocina também estimula a prolactina e a liberação do primeiro leite do bebê conhecido como colostro. Este líquido de ouro inocula o bebê recém-nascido com uma réplica do sistema imunológico da mãe, de modo que é protegido de todas as doenças que ela já esteve exposta ou pode estar exposto ao seu novo ambiente.

O parto vaginal espontâneo é ideal para o bebê. Em uma gravidez saudável, o trabalho fisiológico não começa até que o corpo do bebê esteja pronto. Uma vez que o trabalho de parto começa, a oxitocina estimula o bebê a entrar em um sono profundo, semelhante ao estado de hibernação onde requer menos oxigênio. Isso protege o bebê durante o processo de parto, uma vez que a placenta é espremida com cada contração.

Uma onda de catecolaminas, adrenalina e noradrenalina estimulam a maturação completa dos pulmões e do fígado do feto. A passagem pelo canal de parto espreme o líquido amniótico dos pulmões do bebê, de modo que, o ar fresco o estimula a tomar seu primeiro suspiro, e limpar suas vias aéreas. Bactérias saudáveis na passagem vaginal inoculam a pele do bebê, estabelecendo seu microbiota saudável, de modo que as bactérias úteis (que nos permitem digerir nossos alimentos) colonizam o bebê ao invés de bactérias ou vírus insalubres do meio ambiente. O bebê também recebe beta-endorfinas que atuam como analgésicos para o conforto do bebê, durante o processo de nascimento. Eles também liberam grandes níveis de oxitocina, que estimulam sentimentos de amor e felicidade, criando o vínculo do bebê com sua mãe sobre sua psique, pois a conhece pela primeira vez.

O parto natural é o caminho ideal, e a menor quantidade de intervenções é sempre preferível pois os corpos das mulheres, foram feitos para este fim. Nós nos alinhamos com a vontade de Deus, e temos todas as razões para confiar em nossos corpos para dar à luz e amamentar com sucesso.

Uma das decisões mais importantes que você fará durante sua gravidez envolve como, onde e com quem planeja dar à luz. É importante primeiro definir como será a sua experiência de parto antes de escolher um profissional da saúde. Uma vez que você sabe o que deseja, será mais fácil encontrar um profissional da saúde para atender às suas necessidades, pois suas preferências inevitavelmente eliminam muitas escolhas.

Ter o parto em sua própria casa ou em um ambiente seguro pode ser ideal, pois proporciona uma melhor oportunidade do nascimento ser natural e com a quantidade mínima de interrupções e intervenções.

Algumas das intervenções médicas da gravidez tornaram-se tão rotineiras, mesmo em grávidas saudáveis e normais, que realmente estão causando mais mal do que bem. A notória série de intervenções tão frequentes nos partos hospitalares, juntamente com suas consequências potencialmente negativas, vem conquistando atenção mundial. Como resultado, o movimento do nascimento positivo surgiu para defender os direitos das mulheres e dos bebês durante o parto.

As intervenções geralmente começam com uma indução médica que, por sua vez, leva ao aumento do trabalho de parto através de uma injeção de Pitocin (ou outra oxitocina sintética). As contrações aumentam e são muitas vezes mais fortes e mais dolorosas que as contrações naturais, necessitando o uso de analgésicos como opiáceos ou peridural para combater a dor.

Normalmente, o cérebro responde à dor ao receber sinais dos nervos pélvicos e responde produzindo beta-endorfinas. As epidurais interferem com este processo, que poupa a mãe do desconforto das contrações aumentadas; no entanto, seu bebê ainda pode sentir, pois não recebe os analgésicos de beta-endorfinas do sangue da mãe. Infelizmente, isso significa que bebês cujas mães receberam a epidural realmente experimentarão mais dor do que outros bebês que tiveram um parto natural livre de medicamentos. As contrações que são aumentadas pela Ocitocina são ainda muito mais fortes que as epidurais e podem causar grande sofrimento para o bebê, deixando o bebê ofegante, reduzindo a frequência cardíaca e colocando sua vida em perigo.

Se a frequência cardíaca do bebê demonstra anormalidade, a mãe provavelmente será submetida a uma cesariana de emergência. Se a mãe é autorizada a fazer o parto vaginalmente, ela será treinada para saber quando empurrar (uma vez que ela não poderá sentir sua própria pelve) e provavelmente irá exigir uma episiotomia, fórceps ou uma assistência por vácuo. Simplesmente escolher induzir o trabalho de parto aumenta a probabilidade de uma cesariana de emergência em até 64%.

O parto é uma sinfonia divinamente orquestrada de hormônios naturais e processos fisiológicos que trabalham em conjunto para que a mãe possa dar à luz o bebê da maneira mais segura possível.

Embora todas as intervenções médicas que tenham sido desenvolvidas para apoiar o parto tenham seu lugar e seu propósito, são desnecessárias na maioria dos casos. Portanto, é importante estar bem informado sobre as consequências potencialmente negativas das intervenções de rotina durante os partos hospitalares para que possamos evitá-los o máximo possível, e procurar alternativas mais seguras.

Limpe em todas estas intervenções. Delete e apague-os

até ter certeza de que eles são eliminados da sua experiência de nascimento. Apague o caos e permita que a ordem da Consciência Divina e do nascimento Divino se manifestem.

Indução

A gestação saudável dura, em média, entre 38-42 semanas. É diferente para cada bebê, e você pode confiar no bebê e no Divino para saber quando ele está pronto para nascer. A maioria dos médicos começará a pressionar as mulheres a ter seu bebê artificialmente induzido pelos 39^a ou 40ª semana; entretanto, a menos que houver uma razão médica verdadeira para realizar o parto, é então, contraindicado. Muitos bebês simplesmente não estão prontos ainda, desenvolvidos fisicamente ou espiritualmente, para nascer pela 40ª semana, e bebês saudáveis podem nascer na 43ª semana ou ainda mais tarde. Esteja preparado para enfrentar a oposição da equipe médica que lhe dirá que seu bebê será muito grande ou que sua pelve não se esticará o suficiente. A menos que você tenha uma malformação genética da pelve, sofra de raquitismo ou esteja se recuperando de algum acidente que danificou o osso pélvico, então seu corpo deve poder parir qualquer bebê que cresce dentro. Os bebês que pesam mais de 4 kg nascem regularmente, vaginalmente sem complicações ou desconforto excessivo, e muitos bebês nascidos depois da data padrão estão com peso e comprimento normais.

Confie no seu bebê para decidir por si mesmo quando ele está pronto para nascer, ao invés de se apressar ou forçar o nascimento. Este é um fator importante no estabelecimento da confiança e da autoestima do bebê. Seu bebê merece ser honrado e precisa sentir segurança.

A data do nascimento é muitas vezes determinada pela contagem da data da última menstruação, ou por estimativas baseadas em exames de ultrassom, nenhum dos dois é 100 por cento confiável. Muitos erros foram cometidos, e os bebês que se pensam estar atrasados foram induzidos até quatro semanas antes. Esses bebês nasceram prematuramente, e por causa dessa intervenção desnecessária, eles precisam de cuidados médicos adicionais que podem afetar negativamente sua saúde e seus relacionamentos pelo resto de suas vidas. Estima-se que 20 a 25 por cento (um quarto) de todos os bebês prematuros que recebem tratamento na unidade de tratamento intensiva nos EUA são resultado da indução artificial.

A indução não é uma decisão fácil de ser tomada, e nunca deve ser considerada antes de 42 semanas, a menos que exista uma preocupação médica importante, a qual pode também ser feita a limpeza. Imagine ser forçado a sair de seu santuário, o ventre, e nascer antes de você estar pronto ou não ter tempo para se preparar para sua jornada.

Nós sabotaríamos a vida do nosso filho antes mesmo dela ter uma chance de começar? As taxas de indução em alguns hospitais dos EUA são tão altas que chegam a noventa por cento. Nunca deixe a data de nascimento do seu bebê ser escolhida com base na conveniência do obstetra ou do hospital.

Existem várias maneiras de induzir o trabalho de parto; no entanto, uma vez que o bebê e a mãe geralmente não estão prontos fisicamente, muitas vezes é muito mais difícil fazer o processo começar artificialmente. No final da gravidez, os níveis de progesterona da mãe caem, e os níveis de estrogênio aumentam, o que ativa o aumento dos receptores de oxitocina no ventre. É importante notar que pode haver menos desses receptores de oxitocina no útero de uma mulher se ela for induzida muito cedo, o que fará com que a oxitocina funcione de forma ineficiente e exija uma dose muito maior de oxitocina sintética para provocar uma resposta no útero.

A induções são mais prováveis de serem tentadas usando Pitocin (uma oxitocina sintética); ou com um gel de prostaglandina, que amadurece o colo do útero, ou com uma varredura de membrana, que pode ser um procedimento desconfortável e tem como objetivo estimular a liberação natural de prostaglandinas. O sexo com seu parceiro é uma alternativa muito melhor, pois estimula a liberação de prostaglandinas naturais no colo do útero e fornece o sêmen como um amadurecimento cervical natural.

Ocasionalmente, a bolsa da mãe vai romper, o que muitas vezes acontece acidentalmente durante a varredura da membrana. Uma vez que a bolsa rompeu, a maioria dos hospitais só permitiram 24 horas (máximo) para que a mãe tenha o parto vaginal, antes de optar por uma cesariana devido ao risco de infecção (já que o útero não está mais selado).

O risco de infecção é ampliado com cada exame interno,

então, uma vez que a bolsa se romper, insista que ninguém faça o exame vaginal. É desnecessário que eles saibam o quanto você dilatou e até mesmo as luvas estéreis são conhecidas por aumentar o risco de infecção — especialmente em ambientes hospitalares, onde muitas variedades de bactérias e vírus são abundantes.

Se a sua bolsa romper naturalmente, também não é aconselhável entrar em um banho ou piscina de parto até o início do trabalho ativo (ou seja, o estágio dois, uma vez que a dilatação está completa).

Pitocin

Pitocin e Syntocin são geralmente tipos usados de Oxitocina sintética. São usados frequentemente para aumentar contrações e apressar o trabalho de parto. O trabalho de parto pode levar minutos, horas ou dias. Na minha experiência, a duração do trabalho está diretamente ligada à quantidade de dados/karma que precisa ser limpa. Quanto mais trabalho de limpeza você fizer antes do nascimento, mais rápido e sem problemas o nascimento será. A maioria dos hospitais não tem paciência para permitir que as mulheres trabalhem em seu próprio ritmo. Na verdade, muitas vezes eles têm políticas sobre a quantidade de camas e funcionários, que fazem com que as mulheres sejam apressadas no trabalho de parto, diminuindo o tempo o mais rápido possível. Isto coloca muita pressão sobre a equipe para priorizar a eficiência ao invés de otimizar a experiência do nascimento e permitir que as mulheres progridam ao seu próprio ritmo.

As complicações resultam da execução de dados antigos, os quais podem ser apagados. Isso é tão verdadeiro para a gravidez e parto quanto para qualquer outra situação. De fato, a gravidez oferece uma oportunidade extraordinária para excluir gerações de dados incorretos.

O parto é um processo de limpeza natural e divino. Não pode ser limitado. Quanto tempo a meditação dura? Quanto tempo irá levar para limpar? Depende da quantidade de dados a ser limpa. A paciência é uma virtude necessária. Quanto tempo o trabalho de parto durará? Quanto tempo for necessário. Aceite e abrace-o. Entregue suas expectativas, limpe o processo e confie que o Divino funcionará em seu próprio tempo.

Durante o trabalho espontâneo, a glândula pituitária da mãe produz uma variedade de hormônios, incluindo a oxitocina, o hormônio do amor e a empatia, que estimula as contrações do útero. Também produz beta-endorfinas que proporcionam alívio da dor, estados de consciência alterados e êxtase. Finalmente, a prolactina é liberada para estimular a produção de leite materno enquanto promove amor e relaxamento. Quando a oxitocina sintética é injetada na corrente sanguínea tem efeitos fisiológicos sobre o corpo, mas não pode atravessar a barreira hematoencefálica. Isso significa que os outros hormônios que teriam sido desencadeados pela oxitocina da glândula pituitária não são liberados. Também significa que os receptores de oxitocina no cérebro não o recebem. Como resultado, a mãe não experimentará o mesmo "alto" que sentiria durante o parto, se o seu trabalho de parto tivesse sido permitido começar e progredir espontaneamente.

Pitocin tem um efeito bastante dramático sobre o corpo, produzindo contrações mais longas, mais fortes e muito mais dolorosas e intensas para a mãe e seu filho. Os cérebros dos bebês geralmente entram em um estado diferente durante o parto, de modo que eles exigem menos oxigênio. Este estado de suspensão é ativado pela liberação de oxitocina do cérebro da mãe. As contrações comprimem o bebê enquanto o empurram pelo canal de parto. Elas também apertam a placenta, reduzindo o suprimento de sangue e oxigênio para o bebê. É semelhante a um bebê segurando a respiração por cada contração e depois respirando novamente à medida que o útero relaxa. Infelizmente, quando a Pitocin é administrada, o útero não relaxa completamente entre cada contração, o que significa que o nível de oxigênio é reduzido e o bebê fica com falta de ar. Quando o oxigênio é comprometido, a vida da criança que está para nascer é colocada em grave perigo. O sofrimento fetal é a motivação mais comum para uma cesariana de emergência.

Há algumas evidências que sugerem que a oxitocina artificial pode impactar negativamente a sensibilidade dos receptores de oxitocina no cérebro do bebê. Uma vez que os neurônios da criança ainda estão em desenvolvimento, poderá haver mudanças permanentes na estrutura do cérebro de seu filho. A oxitocina é o hormônio do amor, da empatia, da satisfação, da ligação e da felicidade. Se você diminuir permanentemente a sensibilidade a esse hormônio em seu filho, pode estar configurando neurologicamente por toda a vida para ter depressão, insatisfação e problemas de relacionamento interpessoal. Embora a pesquisa nesta área seja rudimentar, as ramificações potenciais sugerem que não vale a pena o risco.

Citotec

Citotec às vezes é oferecido como uma alternativa para Pitocin; no entanto, não foi aprovado para a indução do trabalho de parto. Pelo contrário, os avisos dos fabricantes especificam que o uso é desqualificado para mulheres grávidas porque é conhecido por causar contrações tão fortes que podem realmente romper o útero. Não só isso ameaça a vida da mãe e seu bebê, resultando em morte materna ou fetal, mas também pode resultar em uma histerectomia (não podendo mais engravidar e entrará na menopausa mais cedo) e hemorragia. Muitos médicos e parteiras ainda o utilizam de qualquer maneira, especialmente porque é barato, então tenha muito cuidado.

A oxitocina natural é melhor, de modo que facilita o processo no trabalho de parto, proporcionando um ambiente de conforto, segurança e privacidade, o qual é primordial. Os nascimentos no hospital podem frequentemente apresentar mais desafios no processo do que o nascimento em casa. Distrações como iluminação fluorescente, estranhos que se deslocam dentro e fora da sala, exames internos, máquinas que apitam, cheiros de desinfetantes, etc., podem perturbar a liberação natural de oxitocina, razão pela qual os preparativos extras devem ser feitos antecipadamente para otimizar a ambiente e condições de parto.

Tal como acontece com todas as intervenções de rotina, não se deixe ameaçar ou intimidar por ideias ou opiniões de outras pessoas. A única opinião que conta é a do Divino, então, se você apagar todos os dados, a inspiração divina virá até você. Trabalhe no desenvolvimento de um relacionamento forte com sua criança interna para que possa aconselhá-lo sobre o percurso mais seguro e certifique-se de que todos os companheiros de parto estejam totalmente preparados para apoiar e defender sua decisão enquanto estiver no trabalho de parto. Pode não ser o suficiente se preparar só com leituras, então insista que seu parceiro investigue os riscos, benefícios e alternativas para intervenções médicas comuns durante o parto também. Se você optar por trabalhar com uma doula, certifique de escolher uma que tenha experiência com o hospital que você escolheu para dar à luz, e que está preparada para defender seus direitos humanos durante o parto.

"A primeira intervenção que geralmente ocorre no ambiente hospitalar é a instalação de um stent intravenoso ou bloqueio IV do cotovelo, "apenas para se acontecer", de o hospital precisar lhe fornecer medicamentos analgésicos ou antibióticos. E é exatamente isso que você não quer, facilidade para a equipe te fornecer qualquer medicamento. Se medicamentos forem necessários, a equipe conseguirá instalar uma via intravenosa em questão de minutos. As vias intravenosas podem ser

desconfortáveis, especialmente se o seu trabalho durar muito tempo. Então, apenas diga não à via intravenosa IV de rotina" [10].

Os fluídos IV são recomendados para pacientes que recebem uma epidural, pois podem contornar qualquer queda repentina da pressão arterial causada pela epidural. No entanto, os fluidos intravenosos podem ser desconfortáveis, levam ao inchaço e retenção de água que pode demorar dias para se dissipar e, mais sério ainda, dilui os hormônios (tanto artificiais quanto naturais) no sangue da mãe, o que também pode interferir na conexão após o nascimento.

Monitoramento Fetal Contínuo

A monitoração fetal contínua é usada para monitorar a frequência cardíaca do bebê, e há poucas evidências que sugerem qualquer benefício em seu uso. Isso restringe o movimento e o conforto nas mulheres que estão no trabalho de parto, uma vez que o abdômen da mãe precisa ser amarrado, e também o equipamento pode cair facilmente. A equipe de enfermagem com excesso de trabalho provavelmente ficará frustrada se precisarem reconectar e reconectar o monitor, e são mais propensos a sugerir que as mulheres em trabalho de parto permaneçam imóveis ao invés de escutar seu próprio corpo e se mover livremente. Para evitar esse inconveniente, considere declarar sua preferência pelo monitoramento fetal intermitente com um Doppler manual (ou fetoscópio).

Sustento no Trabalho de Parto

Alguns hospitais continuam a restringir a ingestão de alimentos e bebidas durante o trabalho de parto, pois há alguma chance da paciente aspirar o próprio vômito se precisar receber uma anestesia geral. A maioria das cesarianas, mesmo as de emergência, envolverão o uso de uma anestesia peridural em vez de um anestésico geral, portanto esse risco não é mais relevante.

Quando uma mulher está dando à luz, seu corpo está trabalhando tanto quanto realizar uma proeza esportiva, como correr uma maratona ou escalar uma montanha. Ela pode não sentir fome, mas, se ela tiver, ela tem o direito de fazer essa escolha para si mesma com base nos sinais de seu próprio corpo.

É muito mais perigoso que uma mãe sofra esgotamento durante o trabalho de parto devido à fome, à desidratação e à fadiga, portanto, certifique-se de que seu lugar de parto lhe permita comer e beber livremente. A água de coco é uma das melhores assistentes no parto, uma vez que é uma fonte natural de potássio e outros eletrólitos (como uma bebida esportiva natural isotônica), o que pode ajudar a prevenir cãibras musculares e fraqueza. As bananas são outra boa escolha, e se você tiver a sorte de ter acesso a um desidratador, as bananas desidratadas (sem adoçantes adicionados) são notavelmente doces, proporcionando energia e sustento. A água de coco é reconhecida como um dispositivo oficial de limpeza que o conecta com o Divino, e considere a água de coco essencial para o trabalho de parto (a menos que você odeie ou seja alérgica). Certifique-se de encontrar água de coco 100 por cento pura e não açucarada.

Pode valer a pena mencionar que a maioria dos hospitais também costuma restringir todos os alimentos para prevenir enemas nas mulheres, a fim de evitar que aconteça acidentalmente enquanto estão no trabalho de parto. Isso acontece, e é desagradável, mas é natural e correr o risco de comer provavelmente vale a pena se isso te impede de desistir do processo de trabalho de parto natural, porque você consumiu todas as suas reservas e é ficou fraca de fome. O cocô talvez aconteça de qualquer maneira.

Analgésicos

Gás e ar

O gás e o ar (medicações) são considerados geralmente inofensivos para o parto; entretanto, pode ter muitos efeitos colaterais negativos tais como náusea, tontura, e visão embaçada. É essencial ter uma doula ou outra pessoa presente para afirmar e defender seus desejos se você utilizar gás e ar, pois pode comprometer seus poderes de raciocínio e julgamento ao tomar importantes decisões no nascimento.

"A palavra doula, utilizada há mais de trinta anos vêm do grego "uma mulher que serve", e passou a significar uma pessoa que "serve de mãe a mãe". [16].

Algumas mulheres descrevem os efeitos do gás e do ar como similares a estarem muito bêbadas. O gás e o ar também podem afetar a clareza dos primeiros momentos com seu recém-nascido, e suas lembranças da experiência do parto. O óxido nitroso (que é o gás utilizado dentro do gás e ar) esgota os níveis de vitamina B12, portanto, certifique-se de que você não é deficiente desta vitamina. As vitaminas B são nutrientes essenciais, que, se deficientes, podem afetar o comportamento cognitivo e podem até causar depressão, letargia e contribuir para a depressão pós-parto. Os veganos, naturalmente, têm níveis mais baixos de vitamina B12 em suas dietas, a menos que reforcem (com alimentos fortificados ou vitaminas B12), por este motivo devem prestar mais atenção.

Pesquisas realizadas em 1990 em mães expostas a 100 por cento de óxido nitroso (não o óxido nitroso de 50 por cento e 50 por cento de concentração de oxigênio, conforme exigido pelos padrões de segurança de óxido nitroso) durante o trabalho de parto, demonstraram que seus bebês eram 5,5 vezes mais propensos a se tornarem viciados em anfetaminas mais tarde na vida do que irmãos que não foram expostos no útero.

Opioides

Opioides são oferecidos às vezes às mulheres durante a gravidez "para deixar o parto menos doloroso"; eles também causam muitos efeitos colaterais. Não há vantagem em tomar Opioides sobre uma epidural, pois eles são conhecidos por atravessar a barreira placentária. Um bebê sedado tem menos probabilidade de ser bem amamentado no pós-nascimento, e o opioide também pode afetar sua respiração e frequência cardíaca, bem como sua capacidade de regular sua própria temperatura. Não há limites de segurança em relação ao uso de opiáceos em recém-nascidos, e seu uso durante o trabalho de parto também foi associado a uma maior probabilidade de o bebê mais tarde na vida se tornar viciado em drogas prejudiciais.

Epidural

Ao contrário da crença popular, nem todas as epidurais são feitas igualmente. O coquetel exato de drogas, que geralmente inclui uma mistura de lidocaína (cocaína) fentanil (opioide) e morfina, é criado individualmente por cada anestesista e pode variar. Epidurais são injetadas no líquido da coluna vertebral, a fim de entorpecer as terminações nervosas desse ponto para baixo. Se você já tentou se levantar depois que seu pé adormeceu, então você pode imaginar como é a sensação de ter metade do seu corpo inferior entorpecido enquanto coordena tarefas físicas como andar.

Existem sérios riscos nas epidurais, incluindo morte materna, morte fetal, paralisia permanente, dano nervoso (que pode produzir dor nas costas que pode durar anos) reações alérgicas e febre materna inexplicável. Há também momentos em que as epidurais só funcionam em um lado do corpo e não no outro. Uma reação muito mais comum a uma epidural é a redução rápida da pressão arterial na mãe, o que pode afetar o fornecimento de oxigênio do bebê. Isso ocorre devido ao entorpecimento que uma mulher experimenta depois de tomar a epidural, pois não consegue responder bem aos sinais provenientes de seu corpo.

Durante o trabalho de parto natural, uma mulher geralmente se move, anda, muda de posição e se deixa levar pela resposta à necessidade de conforto do corpo, o que também facilita a descida sem impedimento do bebê através do canal de parto.   O movimento ajuda frequentemente os bebês a se colocarem na posição ideal para evitar ficar preso ou comprimir o colo do útero. Dançando o seu bebê para fora, através da dança do ventre, balançando e circulando seus quadris, pode ajudar no processo de descida do bebê. O mundo é feito de espirais, galáxias, chakras e vórtices de energia, água que flui e drena, e sim, bebês nascidos do útero de suas mães.

Quando uma mãe experimenta parto natural, privado e não perturbador, e a cabeça do bebê desencadeia os nervos pélvicos para liberar uma dose extra de oxitocina, é iniciado o reflexo de Ferguson — que empurra o bebê para fora da vagina sem nenhum esforço consciente dela. O corpo da mãe faz seu trabalho. No entanto, devido ao entorpecimento que ocorre no uso de uma epidural, esse reflexo nunca é desencadeado, e a mãe deve ser treinada de quando e como empurrar com base no palpite das parteiras e médicos que observam o nascimento. Empurrar enquanto está dormente é muitas vezes ineficaz, exaustivo e aumenta a probabilidade de uma episiotomia ou rasgamento vaginal. Também pode aumentar a probabilidade do uso do fórceps ou nascimento assistido por vácuo, ou uma cesariana de emergência.

Os efeitos epidurais podem passar para o bebê e quando o cérebro de uma criança está exposto a medicamentos, as pesquisas mostram que eles se tornam predispostos a maiores taxas de dependência de drogas na vida adulta.

Não é necessário usar drogas durante o trabalho de parto. O parto natural e feliz pode ser melhor controlado e auxiliado através de técnicas de respiração, foco e um ótimo ambiente. Isso facilita a produção no corpo de beta-endorfinas que são analgésicos naturais.

Massagem, contrapressão e outros métodos de conforto aplicados por um parceiro ou doula também podem melhorar significativamente a experiência de nascimento da mãe.

Ho'oponopono é uma das técnicas mais poderosas para um parto saudável e indolor. Ao contrário de outras técnicas, quando você pratica Ho'oponopono com antecedência, você é capaz de eliminar dados, problemas e complicações antes de se manifestarem. Quando você se concentra no ato essencial de limpar tudo dentro de você — suas reações a todos os outros na sala e ao próprio ambiente físico — pode transformar a sua experiência de nascimento e da sua criança da melhor maneira possível.

Episiotomia

Um corte já foi considerado melhor do que um rasgo, pois a sutura de uma linha direta era mais fácil para o médico ou enfermeiro que atendia a mãe após o nascimento; no entanto, os funcionários da saúde conscientemente reconhecem que as episiotomias raramente oferecem qualquer vantagem para a mãe. É importante descobrir quais são as taxas de episiotomia de seu médico, uma vez que pode afetar a capacidade natural de uma mulher para parir seu próprio filho.

Agora sabemos que as episiotomias de rotina não são baseadas em evidências. Não há razão para que o corpo de uma mãe que é projetado para parir, exija um corte para que a criança saia.

O rasgamento natural não é inevitável. Na maioria das circunstâncias, o períneo da mãe se esticará, especialmente se tiver paciência para levar a fase de mais importância lentamente. Gentilmente facilitando a saída do bebê para fora em vez de empurrar, assim reduzindo drasticamente o risco de rasgar. *Rasgamento natural pode* ocorrer, embora geralmente seja considerado menor e possa se curar sem a necessidade de pontos. Os rasgos de terceiro ou quarto grau representa cerca de 1 por cento das rasgaduras e podem ocorrer mesmo quando uma episiotomia foi realizada.

Existem algumas circunstâncias em que as episiotomias podem ser consideradas medicamente necessárias, como quando há uma verdadeira angústia fetal e o bebê deve nascer rapidamente, ou quando é necessária uma pinça ou uma administração a vácuo. Se parece haver risco de infecção devido a uma rasgadura ascendente em direção à uretra, ou se a mãe tem um períneo muito curto, uma episiotomia angular pode ser realizada com a esperança de evitar um rasgo que pode perfurar o esfíncter anal.

Episiotomias e rasgos podem ser costurados, e algumas pessoas relataram sofrer de incontinência ou desconforto e sensibilidade aumentadas durante a relação sexual. Como com qualquer ferida, existe o risco de infecção, por isso é importante prestar atenção à limpeza durante o processo de cura.

Seção da Cesariana

Uma cesariana, seja agendada ou de emergência, é uma operação muito séria. Tal como acontece com todas as cirurgias principais e invasivas, há uma variedade de riscos e complicações que podem ocorrer. Portanto, não deve ser considerado como uma opção viável, a menos que todas as outras opções tenham sido esgotadas.

O cirurgião que realiza a cesariana deve cortar camadas de pele e músculo, e cortar o útero uma vez em boa condição para extrair o bebê manualmente. Nesta cirurgia é necessária uma grande quantidade de cicatrização pós-operatória. Isso inclui tomar medicação para a dor, que pode entrar no leite materno, e predispor o bebê mais tarde na vida a dependências de drogas, bem como afetar seu desenvolvimento neural. Também pode afetar a capacidade da mãe de se conectar, sua capacidade de funcionar normalmente e até aumenta de se viciar na medicação prescrita.

A ferida pode ser muito desconfortável e restringir seriamente os movimentos da mãe durante o período pós-parto. As cesáreas também podem ter um impacto nas futuras gravidezes e aumentar a probabilidade de a mãe desenvolver endometriose. A amamentação torna-se mais estranha, pois o bebê deve ser mantido afastado da área da incisão enquanto cura, o que pode levar várias semanas, meses ou mais.

A própria cirurgia pode colocar a vida da mãe e do bebê em risco, uma vez que as cesáreas são 3 vezes mais propensas a resultar em morte materna em comparação com partos vaginais. Existe também uma maior chance de hemorragia e cortes acidentais para o bebê. Quando uma criança é impedida de experimentar o processo de nascimento natural através da cesariana, seus pulmões ainda podem ser preenchidos com líquido amniótico que pode contribuir para o sofrimento respiratório (a causa número um de mortes em recém-nascidos), assim que tenta respirar pela primeira vez. As seções de cesariana podem ignorar a liberação de muitos hormônios da gravidez e, como resultado, a ligação entre a mãe e seu bebê pode ser afetada, assim como a resiliência emocional da mãe e seu estado mental nas próximas semanas. Tal como acontece com qualquer cirurgia, também existe o risco de infecção.

Os bebês nascidos de cesáreas também são mais

propensos a desenvolver asma, eczema, alergias alimentares e outras complicações de saúde do que os nascidos por via vaginal. Isso se deve à falta de inoculação bacteriana (saudável) da vagina da mãe, que cria o micro bioma ideal para a futura saúde do bebê. Um equilíbrio saudável de bactérias intestinais é fundamental para a nossa própria saúde e pode afetar muitas áreas de nossas vidas.

O que é possivelmente o efeito colateral mais importante das intervenções médicas é que eles negligenciam o aspecto espiritual do parto natural. Quando uma mãe e seu bebê não conseguem experimentar o parto natural como originalmente foram projetados e destinados para acontecer, negamos-lhes a metamorfose do poder desta cerimônia natural. Negamos a mãe a chance de chegar ao estado Zero e apagar uma vida de dados, o que pode ser a grande mudança para uma nova vida com sua criança.

Enquanto a evidência disponível contraindica a cesariana na maioria dos casos, existem casos em que esta cirurgia é necessária por razões médicas (por exemplo, a pélvis de uma mãe não pode ser aberta devido a uma lesão anterior ou defeito de nascimento, ou tem uma infecção ativa de herpes) e então será agendada. Outra situação plausível é quando uma mãe sofreu abuso e trauma sexual no passado e opta por uma cesariana para evitar reviver seu trauma durante sua experiência de nascimento.

O nascimento é uma limpeza espiritual e uma experiência curativa que pode ser usada para recuperar o poder da mãe sobre seu próprio corpo.

Sob as circunstâncias certas, o parto natural pode ajudar a mãe a experimentar um renascimento. Todos os que escolheram acompanhar a mãe durante a experiência de nascimento devem ser sensíveis às suas necessidades e ao significado espiritual do parto. Ho'oponopono é uma ferramenta particularmente poderosa que permite que as mulheres se libertem de conexões indesejadas interligadas a eventos passados, através do auto perdão, construindo confiança e cultivando a paz em suas mentes, corpos, coração e almas diariamente.

Tenho a honra de ter trabalhado com várias mulheres que escolheram encontrar seu poder através do parto natural de suas próprias maneiras, enquanto se curaram de feridas passadas e despertaram novas capacidades dentro de si mesmas quando deram à luz pela primeira vez, segunda ou terceira.

Nas situações em que uma cesariana se torna inevitável, há maneiras de tornar o processo mais gentil e respeitoso, e facilitar o vínculo natural entre a mãe e seu filho. Uma cesárea gentil pode incluir alguns dos seguintes protocolos (muitos dos pontos abaixo serão aplicáveis para qualquer nascimento hospitalar, especialmente no que diz respeito a cuidados com os recém-nascidos):

• Você pode solicitar que o trabalho de parto espontâneo seja permitido acontecer através da liberação natural de hormônios. Isso significa que a equipe cirúrgica não pode agendar a cesariana com antecedência para uma data e hora específicas, mas que devem se adaptar e honrar a criança, a mãe e o Divino, permitindo que a mãe comece a trabalhar espontaneamente sozinha.

- Você pode solicitar que seja usado um bloqueio peridural ou espinhal, em vez de um anestésico geral, para que a mãe possa estar consciente durante todo o processo e ter contato imediato com o bebê assim que a criança nasça. (Isso também remove a possibilidade de paralisia acidental sem analgésicos, o que resulta em pacientes que sentem dor durante a cirurgia, mas não conseguem alertar ninguém para o sofrimento. Chocante, este pesadelo se torna uma realidade para algumas pessoas)

- Você pode solicitar que a mãe tenha pelo menos um braço livre (não contido) para que ela possa tocar e segurar seu filho.

- Você pode solicitar antecipadamente que o anestesiologista evite adicionar medicamentos que ajudem a mãe a relaxar, a fim de garantir que ela possa estar tão alerta quanto possível durante todo o processo de parto, e pode ter uma clara lembrança de seus primeiros momentos com seu filho.

- Você pode solicitar que o pai, a doula ou o parceiro de nascimento estejam presentes no nascimento. Algumas mulheres são permitidas filmar ou fotografar o nascimento, o que pode ser mais fácil se a doula também oferecer esse serviço, uma vez que o número de pessoas que estão presentes no parto cesariano é restrito.

• Você pode solicitar conhecer todos os que estarão na sala de operações primeiro. Se você é capaz de ver o quarto com antecedência, então você poderá aproveitar a oportunidade para praticar Ho'oponopono para limpar o espaço das energias passadas e passar para a sala e todo o equipamento da sala, que estejam prontos para sua chegada (e nascimentos futuros). Você também pode obter os nomes de todos na sala para que você possa fazer a limpeza neles. Considere trazer adesivos para as paredes da sala de operação.

Toda pessoa que atende a um nascimento carrega seus próprios fardos kármicos e dados que precisam ser limpos. As mulheres durante o parto são particularmente sensíveis e podem manifestar os dados de outras pessoas, razão pela qual a limpeza constante é vital e porque a proteção do espaço sagrado de nascimento é essencial. A experiência do nascimento tem vastas repercussões para todos os envolvidos, e não menos importante para a mãe e seu filho/filhos.

• Você pode solicitar que uma música relaxante de sua escolha, como uma ferramenta de limpeza Ho'oponopono, seja tocada na sala de operação enquanto você dá à luz. O cheiro também é muito importante e pode ser útil levar alguns óleos essenciais para o quarto de parto. Rose Otto é minha ferramenta de limpeza (não oficial) favorita para o nascimento e para adicionar cheiro a qualquer roupa da criança, uma vez que está associada ao amor incondicional. Ouça a inspiração e encontre algo que funcione para você.

- Você pode solicitar que todas as conversas na sala sejam reduzidas ao mínimo.

- Você pode solicitar que não seja depilada.

- Você pode solicitar que um cotonete seja retirado da sua vagina para ser passado sobre a pele do bebê para inoculá-lo com um micro bioma bacteriano benéfico (que, naturalmente, teria sido exposto se tivesse nascido vaginalmente).

- Você pode solicitar que o bebê descanse por alguns minutos com a cabeça fora da incisão antes que o resto do corpo dele seja retirado do útero.

• Se você estiver ligado a uma máquina EKG ou a qualquer outro equipamento, então você terá que solicitar antecipadamente que seja colocado de tal forma que você tenha espaço para que o bebê seja colocado em seu peito para amamentação assim que ele nascer.

• Insista em atrasar o corte do cordão umbilical e considere contato imediato com a pele da mãe e a oportunidade de estabelecer amamentação imediatamente na sala de operação enquanto a mãe está sendo costurada.

• Você pode solicitar que a placenta seja guardada. (Se você não está indo para casa imediatamente ou tentando um nascimento de lótus, então você precisará solicitar que seja congelado o mais rápido possível.)

• Se, por algum motivo, a mãe não for capaz de segurar o bebê, você pode solicitar que eles sejam passados para o pai ou parceiro de parto para contato de pele com pele, ou no colo de alguém para cuidados, em vez de serem enviados para o berçário comum.

• Você pode solicitar que seja permitido que seu parceiro fique com você e seu bebê na sua recuperação. (Se você conseguir, peça a oportunidade de compartilhar a cama com seu bebê.)

• Solicite que todos os procedimentos habituais de pós-parto, como limpeza, pesagem e exame do bebê, sejam adiados até que os pais estejam prontos ou até a primeira hora pós-parto.

• Você pode considerar congelar o colostro nas semanas que antecedem o nascimento, de modo que você tenha algo para alimentar o bebê no caso de você receber um anestésico geral e não pode amamentar durante as primeiras horas da vida do bebê, ou se você recebeu outras drogas que podem entrar no leite materno (caso contrário, podem administrar no seu bebê composto de fórmula ou água açucarada).

• Certifique-se de solicitar que nenhuma fórmula, água açucarada ou chupetas sejam administradas ao bebê sem seu consentimento.

• Se o bebê precisar de assistência médica que exija sair da sala de operação, peça que outra pessoa (doula, amigo ou membro da família) possa acompanhá-la na sala de operações enquanto o pai (parceiro/membro da família) acompanha o bebê, então você não ficará sozinha.

• No caso de uma histerectomia de emergência, especifique que os ovários não devem ser removidos (pois podem continuar a produzir hormônios para manter a mãe em equilíbrio, em vez de iniciar a menopausa imediatamente).

• Expresse que não sejam realizados testes ou administrados medicamentos ao bebê sem seu conhecimento prévio ou consentimento prévio de seu marido (parceiros/doula/ familiar).

• Solicite que todas as vacinas, colírios e injeções no bebê (por exemplo, injeções de vitamina k) sejam adiadas até que a mãe e o pai deem permissão explícita.

• Solicite que o bebê não seja imediatamente banhado ou inteiramente vestido. O vernix (que cobre a pele do bebê) é muito benéfico para o bebê, e o cheiro é importante para a ligação e conexão da mãe com seu filho.

• Solicite que o bebê **não** seja imediatamente circuncidado, já que alguns hospitais consideram que esta é uma prática padrão.

Todos esses pedidos exigem que você faça sua própria pesquisa com antecedência sobre os procedimentos operacionais, e que você desenvolva um relacionamento positivo com a equipe. A limpeza é essencial (embora uma cesta de presente com croissants de chocolate não atrapalharia). Esta pode ser uma oportunidade para apresentar a equipe os métodos gentis de cesariana, o que pode ajudar a abrir caminho para o parto de outras mulheres e até mesmo uma mudança na política hospitalar. Então, continue limpando e confiando que o Divino sabe o que está fazendo e o que é melhor para todos os envolvidos.

Se você acabar realizando uma cesariana, planejada ou não, é aconselhável complementar com a vitamina B12, uma vez que pode ser diminuída por alguns dos efeitos tóxicos da anestesia.

Às vezes, vale a pena ter uma cópia impressa do procedimento gentil da cesariana disponível para trabalho de parto em um backup, apenas no caso de qualquer coisa não ir de acordo com o planejado. Além disso, tente usar esta cópia impressa para apagar dados tocando com a borracha da ponta de um lápis enquanto você recita "Gota de Orvalho", e as quatro frases ou qualquer outra ferramenta de limpeza com a qual você se sente confortável.

Kahuna Lapa'au Morrnah Nalamaku A oração de Simeona também deve ser recitada quatro vezes ao longo do seu planejamento do nascimento, recomendações médicas, nome e endereço do hospital, nomes dos funcionários que participam ou realizam a cirurgia, podem ser anotados no seu plano de backup para uma cesariana gentil.

As mães que experimentam cesáreas muitas vezes exigem assistência adicional nas primeiras semanas após o nascimento, uma vez que elas não estão apenas se recuperando de uma cirurgia maior, mas também se adaptando aos cuidados de um recém-nascido. Recomendo seriamente a contratação de uma doula pós-parto, uma vez que a família pode ser mais estressante ou não oferecer suporte do que um profissional pago e dedicado para isso. Ocasionalmente, vi mulheres que manifestavam inconscientemente um processo de cesariana porque achavam que precisavam do apoio adicional após o nascimento, e que de outra forma não receberiam. Vale a pena contratar uma doula pós-parto ou pelo menos uma empregada durante os primeiros 40 dias após o parto, uma vez que isso permite que a mãe e o pai relaxem e se adaptem uns aos outros e ao recém-nascido sem o estresse das tarefas domésticas e trivialidades que sugam seu tempo e energia.

Onde Fazer o Parto

Quando você limpa, você irá limpar o caminho da divindade para falar com você e inspirar suas ações. É essencial que você confie em seus instintos (a voz interior do Divino), uma vez que a inspiração irá levá-lo ao seu bem supremo. Se o seu instinto sugere que você faça um nascimento hospitalar, então você deve confiar nele, pois o Espírito é mais sábio do que você e pode haver uma razão muito boa para tomar esta decisão.

Salvo indicação contrária sugerida por inspiração, a melhor escolha para a maioria das gravidezes saudáveis é frequentemente um nascimento domiciliar, frequentado por uma parteira independente, que você escolheu pessoalmente e com quem você compartilhou seus desejos.

Ao escolher uma parteira independente, você está garantindo a continuidade dos cuidados para que você possa limpar os dados que vierem em você em relação a eles, seus nomes, seus assistentes, seu backup, etc., com antecedência.

Em sua casa, você é capaz de controlar seu próprio ambiente. Você pode tornar o lugar o mais confortável possível. Você pode usar sua própria música, suas próprias roupas, suas próprias coisas ao seu redor, e você não precisa arrumar malas (e, portanto, não se arrisca deixar nada essencial para trás). Você pode escolher ter muitas ou poucas pessoas que participem do seu nascimento; no entanto, você precisa limpar e arrumar o seu lugar de antemão. Não se preocupe com a desinfecção da sua casa, uma vez que é muito mais saudável para o seu bebê se estiver exposto às bactérias naturais da sua casa. Além disso, você já tem imunidade que você passará para o seu filho através do colostro, e você não terá que se preocupar com todas as cepas de agentes patogênicos que estão flutuando nos hospitais.

Dar nascimento em sua própria casa também significa que você pode tomar o tempo que quiser, e se envolver em qualquer atividade que a console durante o trabalho de parto. Você pode dar um passeio no seu jardim, comer e beber se sentir necessidade, escurecer as luzes, nascimento isolado (ou seja, você pode pedir a sua parteira/dupla/marido para deixar o quarto ou proteger a porta para que você somente seja perturbado se desejar). Isso também significa que você não precisa se preocupar com as políticas hospitalares que sugerem exames vaginais de rotina, que muitos argumentam que são desnecessários, e você é livre para se mover e dar à luz em qualquer posição que você sinta que é mais confortável (alguns hospitais ainda insistem que as mulheres deitem de costas para a conveniência da equipe de enfermagem e médicos). Além disso, você pode controlar o seu ambiente, então você não precisa se preocupar com pessoas que você não conhece e que andam dentro e fora da sala, ou ainda lidar com estranhos que vão perguntar se você tem certeza de que não quer medicação para dor, questionando suas decisões ou interrompendo suas concentrações de alguma maneira.

O nascimento no lar com um provedor dedicado a cuidados também significa que, uma vez que você tenha dado à luz, você já está no conforto da sua própria casa, então não há viagens do hospital para casa, sem pernoites no hospital com iluminação fluorescente e sem enfermeiros controlando você e perturbando o seu sono durante toda a noite. Isso significa que você pode dormir com seu bebê se assim o desejar, amamentar se ele mostrar necessidade (sem ter um cronograma) e você terá acesso a alimentos caseiros altamente nutritivos.

Você não precisa se preocupar com as horas de visita. Você pode compartilhar sua cama diretamente com seu parceiro, se desejar, visitar seus outros filhos e até mesmo ter a opção de envolver seus outros filhos no processo de parto.

Ter o parto fora de um hospital também elimina as possibilidades de intervenções de rotina desnecessárias. Os médicos são treinados para reagir à patologia e lidar com as coisas quando dão errado, mas muitas parteiras e ginecologistas do hospital nunca têm a oportunidade de testemunhar um nascimento natural e sem intervenções, durante o treinamento.

Se um médico nunca viu um nascimento natural e não tem ideia de como se parece quanto está indo tudo bem, então, como ele pode determinar com precisão quando algo está indo errado?

Os médicos podem preferir errar por cautela e administrar intervenções, independentemente de serem ou não verdadeiramente necessárias, especialmente porque as companhias de seguro e o sistema jurídico insistem que os médicos demonstrem que fizeram tudo o que estava ao seu alcance para evitar o desastre, quando as coisas deram errado.

Médicos e hospitais tem muito medo de serem processados, o que, como já vimos, pode se manifestar em mais problemas, incluindo nascimentos complicados ou perigosos. Felizmente, existem exceções.

O nascimento no lar proporciona um lugar privado e sagrado para praticar a cerimônia sagrada de limpeza para que o nascimento seja o mais natural possível como foi projetado para ser. Otimiza a liberação hormonal na mãe e no seu bebê, e manifesta bênçãos divinas em sua vida e no seu lar.

O Dr. Hew Len e seu mentor, Kahuna Lapa'au Morrnah Nalamaku Simeona, acreditam que todas as coisas têm consciência e que não existem objetos inanimados. Imagine o quão honrado sua casa se sentiria ao fazer parte de sua experiência de parto. Lembre-se de limpar a sua casa com antecedência, preenchendo-a com dispositivos de limpeza e ensiná-la a se limpar através de Ho'oponopono.

Muitas línguas indígenas refletem a crença de que todas as coisas têm Espírito (uma Identidade-Própria), desde animais até plantas, rochas, rios e átomos. Tudo é sagrado e foi respeitosamente concebido *para ter* personalidade *do que ser ignorado por todas as coisas.*

Uma mesa, por exemplo, não é um "o que", mas um ser consciente cheio de dados e memórias de todos os que a esculpiram, pintaram, envernizaram, se sentaram, estudaram ou comeram em cima dela.

Todas as coisas podem ser limpadas e podem ser

ensinadas para limpar.

Curiosamente, a maioria das crianças são animistas (atribuindo personalidades e personalidades aos objetos, mobiliário, fenômenos naturais, etc.) até que nós a ensinamos a não o fazer.

O nascimento em casa é ideal, especialmente se você fez um trabalho de limpeza suficiente em seus próprios dados para restaurar a fé no processo natural. Não sei quem voluntariamente desistiria do processo natural, a menos que fosse necessário. Os hospitais são melhores para emergências, pois possuem médicos treinados para lidar com os problemas mais sérios. Se você estiver limpando, então, espero que não surjam problemas, e se você mora em uma cidade grande, você provavelmente estará a uma pequena distância de um hospital, para caso surja algum problema. As parteiras profissionais e independentes carregam suprimentos médicos e devem ser altamente treinadas (investigar suas credenciais e solicitar recomendações). Eles devem ser proficientes em ressuscitação infantil e saber como lidar com as complicações mais comuns. Uma transferência para o hospital é improvável; No entanto, como uma precaução de segurança caso algo aconteça, é melhor ter malas prontas para ir ao hospital e estar preparado com antecedência.

Se você escolher um nascimento no hospital, então, a contratação da doula certa pode ajudá-lo a decidir quais as intervenções são realmente necessárias, e não apenas convenientes para o hospital, e quais alternativas, se houver, podem estar disponíveis. Lembre-se de que cada doula funcionará de uma forma diferente, e é sábio procurar e entrevistar mais de uma doula para encontrar qual combina mais com você. Você precisa de alguém com quem você possa sentir 100% de confiança e quem acredita em compartilhar e defender seus ideais em relação ao parto. Nem todo mundo precisa de uma doula, mas para a maioria das mulheres, a doula certa pode ser um bem que fornece o apoio necessário para a mãe em trabalho de parto e para seu marido/parceiro.

Como uma doula Ho'oponopono, eu separo um espaço para que a mãe e a criança vivenciem o nascimento Divino através de uma limpeza constante e apoio emocional, físico e espiritual.

Escolha o seu lugar de parto com sabedoria, procure opções para nascer em casa, parteiras independentes, Doula, etc., também preste atenção aos cuidados pós-parto (tem algumas residências disponível para pós-parto, algumas ligadas com centros de nascimento). Considere suas opções em relação aos nascimentos hospitalares, prestadores de cuidados, centros de parto. Aulas de educação sobre o parto, exercício pré-natal, nutrição, nascimentos na água, etc. e descubra o que parece melhor para você e seu filho. Cada nascimento é diferente.

Prepare-se para o Nascimento

Ho'oponopono significa desenvolver a integridade, atuar

com coerência e estar em alinhamento com o Divino — sempre fazendo a escolha certa para que, não importando o resultado, nunca haja arrependimentos e somente a fé que deverá permanecer, este é Pono.

Existem duas maneiras de tentar um nascimento natural. O primeiro, e possivelmente o mais corajoso, é simplesmente confiar que você saberá o que fazer quando for o momento certo e planejar com antecedência — não aprenda nada, não investigue nada (recuse todos os dados adicionais) e coloque sua vida e a vida de sua criança nas mãos do Divino. Mantenha-se em uma bolha protetora e se recuse a permitir a negatividade em seu diálogo interno, medos, dúvidas e/ou críticas de outras pessoas para que possam mudar sua identidade.

No entanto, se você é como a maioria das mulheres, então o nascimento será uma experiência muito mais confortável se você se permitir usar um tempo para pesquisar sobre opções de nascimento, estatísticas e histórias de nascimentos. Você vai querer usar uma variedade de técnicas em conjunto com a limpeza Ho'oponopono para participar ativamente da manifestação do seu nascimento ideal.

Quanto mais aprendemos sobre o parto, mais nós apagaremos nossa ignorância e nossos medos, os dados mais errôneos serão limpos e, de maneira que prevaleça o design divino do nascimento. Quanto mais fortalecemos nossa fé e decidimos confiar em nossas capacidades para dar à luz por instinto e inspiração, mais confortáveis nos tornaremos com as escolhas que evitam intervenções desnecessárias e não permitem a cura natural durante o paro.

Nossa principal prioridade na preparação para o parto é banir e eliminar o medo. O medo vem da programação antiga e dos dados que foram alimentados em nosso subconsciente.

O medo é o demônio que temos que vencer desde o nosso nascimento. O medo nunca é benéfico e isso é especialmente verdadeiro durante a gravidez e o parto. Medo, ansiedade, estresse e preocupação — essas vibrações não contribuem senão com a carência para a criança divina que cresce em seu ventre.

Todo pensamento que temos, todas as emoções que sentimos, e cada choque que experimentamos, são repassados e experimentados pelo nosso filho. O corpo, a mente e o desenvolvimento espiritual do nosso bebê começam muito antes do nascimento, e o potencial infinito que cada criança possui na concepção é lentamente moldado e refinado pelo seu tempo no útero. Nossas crianças são seres sencientes. São sábios, bonitos, e mais puros do que nós somos. Enquanto falamos com eles, cantamos para eles, e pensamos sobre eles, nós os acolhemos gentilmente neste mundo, e garantimos amor e compartilhamento.

Se permitimos que o medo e a raiva tomem controle, permitimos que essas energias e dados se apoderem de nosso filho quando estão em seu estado mais receptivo — quando seus caminhos neurológicos estão sendo formados e seu código genético está sendo ativado/desativado respondendo ao ambiente em que se encontra. Como mães, somos o primeiro ambiente da nossa criança. O oceano interior é tudo o que sentimos e tudo o que percebemos. Não se deve sugerir a uma mãe grávida que ela evite e seja protegida contra todo estresse, preocupação e dor durante a gravidez. Na verdade, é uma grande responsabilidade, e uma que não termina com a gravidez.

Em um mundo ideal, devemos ser capazes de criar nossos filhos sem medo, preocupação, escassez, raiva, ódio ou guerra. Em um mundo ideal, nós devemos viver na maravilha, na gratidão, e na paz. Ho'oponopono fornece a paz. Fornece as ferramentas para limpar qualquer coisa, fornece a paz, e nos faz mais fortes e puros. É uma disciplina mental e uma instrução espiritual. Nossa fé e nosso senso de paz durante a gravidez é um dever que requer determinação e se beneficia do apoio daqueles que nos rodeiam.

Ho'oponopono é uma revelação porque dá poder a cada um de nós para determinar a paz em nossas próprias vidas. Nos ensina a banir qualquer coisa e tudo o que não serve ao nosso bem superior, e nos restaura para estar em harmonia com o Divino.

Imagine um jardim cheio de flores e ervas, insetos e pássaros, e todas as coisas únicas que contribuem para o todo — preenchemos as necessidades de outros que vivem dentro da sua comunidade. Um ecossistema baseia-se na reciprocidade e na abundante reciclagem de energia.

O alecrim é perfeito. Nós não adoramos nada menos que o morango ou a melancia. Nós não desejamos que fosse o mesmo que a abóbora ou um girassol, pois tem seus próprios dons exclusivos para ofertar e fornecer algo que nenhum pedido é capaz de dar. Sua habilidade natural complementa o todo, enquanto honra a si mesmo e respeita suas próprias necessidades.

Se tentasse ser o que não era, falharia e ficaria infeliz; assim, não conseguindo ser tudo o que poderia ser. Nós também somos perfeitos. Nós todos temos fomos projetados perfeitamente. O Divino nos projeta e nos preenche. Tudo que nós temos que fazer é escutar.

Quando nos alinhamos com o Divino, nos tornamos quem somos projetados para ser, sem esforço. Quando nos completamos com esse conhecimento, nós sabemos que podemos ser perfeitos. Nós precisamos de nós mesmos para nossos próprios méritos. Quando confiamos no Divino para nos guiar, encontramos nosso próprio lugar no projeto cuidadoso do universo e ficamos em paz. Nós encontramos o caminho e o projeto que foi feito para nós. Nunca tente seguir os passos de outras pessoas e nunca deixe ninguém influenciar a forma como vive sua vida ou seu plano de gravidez/parto. Deixe-se guiar e ser inspirado pelo Espírito, uma vez que o Divino é o único com a perspectiva da onisciência para saber o que é exatamente certo para nós.

Amar nossas crianças é espontâneo. Onde há resistência, há dados e limpeza a serem feitos. Uma vez que limpamos por tempo suficiente, desenvolveremos um relacionamento com o nosso filho interno, o Unihipili. Então conseguiremos ouvi-lo com clareza, e conheceremos fisicamente, espiritualmente, emocionalmente e mentalmente a escolha que devemos fazer. E quando tudo fluir do Zero não há mais nenhuma escolha a ser feita, porque as coisas corretas são naturais, e calmas. Porque o Divino e Deus nos guia quando permitimos. E nos rendemos a Paz.

Até que se torne fácil, usamos as ferramentas Ho'oponopono e a autodisciplina mental para moldar nosso foco, bloquear o medo e a negatividade e não permitir que os dados se perpetuem no nosso universo.

Nós, como as deusas guerreiras da maternidade, defendemos nossos filhos ainda não nascidos de qualquer ataque e qualquer influência que possa ameaçar suas perfeições, e nós abraçamos a fé com determinação.

Limpe seus próprios sentimentos, medos, e percepções do ato do parto, e o seu próprio sentimento, percepções e dados a respeito das opiniões de outras pessoas sobre o nascimento (não tenha que dúvida elas compartilharam com você em cada oportunidade que tiverem).

Anote todos os medos de intervenções ou complicações que surgirem para você, repita a oração de Kahuna Lapa'au Morrnah Nalamaku Simeona quatro vezes em cada anotação, excluindo-as e banindo-as para sempre enquanto toca as palavras com a borracha da ponta do lápis.

Este mesmo procedimento pode ser repetido para todos

os que podem estar presentes ou envolvidos no nascimento, desde o nome do hospital, até o endereço, da sua casa, doula, sogra, parteira, médico, ala de trabalho de parto, etc. A limpeza é extensa e pode ser tediosa, no entanto, cada oração precisa ser repetida apenas quatro vezes para limpar completamente o problema, então, uma vez que é feito, é feito para sempre. Todo mundo que participa do nascimento é uma fonte de dados e karma de suas próprias experiências de nascimento e seus antepassados, e a menos que você limpe os dados, eles podem trazer dados que afetam você e seus resultados no parto.

Você pode usar qualquer ferramenta de limpeza priorizando as que você tem mais afinidade, você é o computador, que pode quebrar seu próprio código.

Limpe o máximo possível e crie suas próprias práticas de meditação. Evite a visualização, pois não está tentando impor suas intenções após o nascimento ou tentado criar mais dados. Você está apenas se libertando dos cordões de aka, para que você possa experimentar um nascimento inspirado na presença do Divino.

Crie ferramentas de limpeza para o nascimento e para depois do nascimento. Se você tricotar ou fazer crochê, você pode usar isso como prática de meditação e limpeza (bem como rezar o terço). Tricotar é hipnótico. Pode produzir um estado do transe, e se você o permitir, pode ser uma ferramenta excelente de limpeza. Por exemplo, se você repetir as orações de Ho'oponopono, mantras e frases de limpeza durante o seu tricô (e você é disciplinada o suficiente para garantir que você esteja no estado certo da sua mente quando estiver trabalhando neste projeto), você pode criar as ferramentas de limpeza próprias, como cobertores ou roupas para o bebê recém-nascido. Este mesmo processo pode ser aplicado em desenhos ou pinturas.

Eu recomendo Ho'oponopono para limpar memórias negativas de abortos passados, abortos espontâneos e traumas de nascimento anteriores. Infelizmente, o trauma de nascimento em ambientes hospitalares está sendo relatado por muitas novas mães, e é cada vez mais frequente. Relatos de violações do nascimento, tais como agressão física e verbal, ameaças, intimidação, intervenções não consensuais e sem informações, e negligência grave, estão começando a circular nas comunidades de partos.

As mães não são as únicas que têm que lidar com os remorsos do trauma do nascimento. Muitos pais sofrem de depressão pós-parto e até mesmo transtorno de estresse pós-traumático, depois de se sentirem envergonhados e emasculados em sua incapacidade de proteger suas esposas e filhos do abuso em ambientes médicos durante o parto, e cuidados pós-parto. Isso pode prejudicar gravemente a confiança que uma mulher tem na capacidade de seu parceiro de protegê-la, criando muitos problemas para ambos e até mesmo levando ao rompimento da relação.

O arrependimento, o perdão, a compaixão e a transformação pelo amor são vitais para restaurar a paz e a cura com a divindade.

Onde quer que você encontre resistência, limpe-a. Dissolva problemas antes de se manifestarem, liberte você mesmo e a outros de programas desatualizados reproduzidos na memória.

Na era moderna, as indústrias médicas e farmacêuticas fizeram o que podiam para industrializar o processo de parto. O que é conveniente para o hospital, em termos de eficiência, nem sempre é a melhor escolha para a mãe ou criança, e não necessariamente leva em conta o impacto espiritual significativo do parto e da psique da nova família. Se você está planejando dar à luz em um hospital, vale a pena investigar as opções que você tem para criar um espaço sagrado dentro da sala de parto, com música, iluminação, suas próprias roupas, companheiros, etc., e assim reconhecer o aspecto fundamento do parto como um rito de passagem.

Se você limpar eficientemente em um hospital ou em uma sala de parto, então você provavelmente terá um efeito profundamente positivo em todas as outras mulheres que estão parindo ao mesmo tempo, também na equipe e nas mulheres que farão o parto nesta sala depois que você for para casa.

Toda mulher deve escolher para si mesma o ambiente em que se sente mais segura. O medo é o estado menos propício para experimentar um nascimento positivo ou qualquer experiência positiva. Para algumas mulheres, a escolha mais adequada é o nascimento em casa, para outras um nascimento hospitalar e para outras uma cirurgia cesariana. Em todas as vezes procure ter paz com você mesmo e tomar suas próprias decisões.

Os arrependimentos são encargos que nos prendem às velhas lembranças do passado. Para nos libertarmos e experienciarmos totalmente o presente, então devemos nos permitir. Compreenda e perdoe, libere e avance, fique em paz a partir deste momento, sabendo o que você vai fazer agora. Momento pelo momento. Aceitando a vida como ela é abençoando com nossa gratidão, amor e apreço, agradecendo por cada nova oportunidade de limpeza para que possamos agir desta vez pela inspiração.

Todos podemos apreciar profundamente aqueles que dedicam suas vidas ao serviço de mulheres grávidas e recém nascidos estudando e trabalhando no sistema médico atual. Há, como em todas as profissões, indivíduos que abusam de sua autoridade e permitem que o despeito, a perversão e o ego prejudiquem os outros por intenção, no entanto, para a maioria daqueles que atendem a mãe é a composição e estrutura de sua formação, as políticas e os regulamentos das instituições em que trabalham e as pressões e demandas externas que enfrentam diariamente, que precipitam com a tendência atual nos nascimentos hospitalares que acabam por implementar mais e mais intervenções do que seria naturalmente necessário, e é por este motivo que o parto consciente natural em tais configurações está tão gravemente ameaçado. Todo ato de amor consciente, especialmente por aqueles dedicados serviços dos outros, assim como enfermeiros, parteiras e cuidadores é Divino e uma benção de verdadeiro valor. Cada experiência é uma oportunidade de aprender, crescer e limpar.

Quando enfrentamos obstáculos, muitas vezes acabamos por reconhecer que somos nós que os atraímos, os manifestamos, de algum plano dentro de nossas mentes subconscientes. A sua manifestação em nossas experiências alerta nossa atenção em sua presença no nosso mundo interior nos proporciona uma oportunidade de exorcizá-los de forma permanente, apagando-os em vez de envolvê-los. A vida está acontecendo para nós, não por nós.

Quando somos confrontados por alguém que parece desafiar nossas capacidades, nossas crenças e nossos sentimentos, mesmo testando nossa compreensão moral, podemos liberar eles (e nós) apagando dados que eles têm enraizados. Os dados fazem com que eles experimentem desarmonia e aprisionamento, cortando os laços que os unem, podemos liberá-los para serem seres perfeitos.

Se você sabe que já trabalhou com grande parte de sua própria dívida subconsciente, e ainda assim você se encontra confrontado com a contenção e experiências de problemas que você realmente não sente que merece, pode ser que aqueles que se opuseram a você, fizeram porque precisavam de sua ajuda. Talvez seja apenas envolvendo você em sua experiência com dados errados e programas obsoletos que eles podem ser liberados, procurando por você (e trazendo todo o drama deles) estão buscando liberação, o qual você fornece a eles conscientemente limpando.

Quando a equipe e as organizações médicas estão trabalhando de forma receptiva e responsável às verdadeiras necessidades daqueles que estão dentro de seus cuidados, respeitando suas necessidades físicas, emocionais, espirituais e psicológicas e trabalhando com processos multifacetados de gravidez natural, parto e aleitamento, eles se tornam instrumentos e condutas do projeto divino.

Independentemente de quem somos ou de onde trabalhamos, somos capazes de trazer a divindade de volta a tudo o que fazemos. Nós fazemos isso simplesmente limpando o caminho e permitindo o Amor Divino, compaixão e apreciação para orientar nossos pensamentos, palavras e ações — nos inspirando através da perfeição.

Companheiros do Nascimento

Treinar seu parceiro e companheiro no nascimento para limpar para você e com você, o que pode ser muito útil, e a contratação de uma doula com a qual você compartilha uma filosofia comum também é muito importante. Não é todas mulheres necessitam de uma doula, mas a doula correta pode fazer toda a diferença. Meu próximo livro "Ho'oponopono Nascimento 2: Meditações sobre Ho'oponopono para Doulas, parteiras, curadores e Profissionais da Área da Saúde "e oficinas de treinamento de doulas (www.hooponoponodoula.com) apresenta especificamente à aplicação de Ho'oponopono para doulas, parteiras, curadoras, e profissionais da área da saúde.

Ensinar aos outros a limpar é como criar programas de computador dentro do nosso próprio sistema operacional para fazer algum trabalho para nós, e ao compartilhar isso estamos ajudando os outros e nos curando ao mesmo tempo. Quanto mais dados nós limparmos, mais rápido voltamos para Zero, e como o Dr. Hew Len disse, quando retornamos ao Zero, todos retornam ao Zero juntamente conosco. Não há melhor ferramenta de limpeza do que outra pessoa que usa Ho'oponopono para limpar dados do mundo.

Algumas mães têm sorte de ter um amplo suporte e muitos voluntários que estão dispostos a comparecer ao nascimento. Escolha com sabedoria quando se trata de quem irá compartilhar seu santuário mais íntimo. Limpe tudo e todos, siga a inspiração e lembre a todos que querem ajudar, que existem muitas formas de contribuir com você e sua nova família, sem necessariamente participar do nascimento.

Algumas das maneiras como eles podem contribuir são a preparação de refeições caseiras, nutritivas e densas para armazenar no seu freezer, ou comprando fraldas de algodão, roupas de bebê (não muito e nem todos nos mesmos tamanhos, como os bebês crescem muito rapidamente), e artigos de higiene naturais, hipoalergênicos. Considere criar uma lista de desejos, que inclui apenas os itens mais básicos e essenciais, uma vez que você não quer acabar com coisas que não precisa. Às vezes menos é mais.

Seus amigos e familiares também podem contribuir oferecendo datas disponíveis, e babás para cuidados com o bebê, lavar as roupas, lavar pratos, ou fazer serviços necessários para você nas primeiras semanas. Sempre tem mais trabalho do que se pensa para fazer, fazendo um pedido honesto para algo que você realmente precisa, você honra a vontade da outra pessoa que ajudará a contribuir de uma maneira que você realmente apreciará. Nunca tenha medo de pedir ajuda, pois a maioria das pessoas está disposta a oferecê-la, e mesmo que não estejam dispostas, eles se sentirão obrigados a ajudar de qualquer maneira ou simplesmente dirão não. Nenhuma das quais devem ser uma perspectiva particularmente assustadora.

Limpe o quarto que você pretender ter o nascimento. Limpe todas as pessoas que o compartilharão. Diga: Eu te amo para o quarto, para a cama, e para a bola que ajudará no nascimento. Diga obrigado por estar aqui por mim e por ser parte desse momento incrivelmente importante na minha vida — *sou grato, eu te amo, sou grato, eu te amo.*

Use água solar para limpar o quarto. Você pode fazer isso enchendo um frasco de spray com esta água ou usar água de rosas em vez disso para pulverizar o rosto da mãe (somente quando ela pede!) Para ajudar a mantê-la bem e para trazer as vibrações positivas e as propriedades aroma terapêuticas da água de rosa. A água de rosas, ao contrário do óleo essencial de rosa, é muito econômica e também compartilha o mesmo aroma e pode ser usada na culinária. A água de rosas é um hidrosol, que é a água destilada de pétalas de rosa; O óleo essencial é posteriormente coletado a partir desta água, mas a água ainda é infundida com vibração, perfume e energia dos milhares de pétalas de rosa que compõem cada 100 ml.

Traga os livros de Ho'oponopono e outras ferramentas de limpeza com você para o seu local de parto, e deixe-os abertos para ensinar a sala a limpar.

Traga adesivos e cartazes para as paredes se você está dando à luz em um hospital ou centro de parto. Toque os mantras Ho'oponopono e a música enquanto trabalha no parto.

O parto é uma coisa maravilhosa. O parto em si é um poderoso processo de limpeza que permite a transformação e a transmutação transcendentes, mas este conceito de parto, como uma experiência útil e cobiçada, foi quase perdido por milhares de anos de repressão e desinformação. Mesmo na era moderna que divulga qualquer número de liberdades pessoais, o parto é apresentado como algo a ser temido, dramatizado ou evitado. O parto é uma experiência extraordinária quando totalmente mediada com respeito, honra e inspiração, nenhuma mulher deveria querer perder esta experiência.

No passado, o parto era uma parte comum de nossas vidas cotidianas. As mulheres davam à luz em suas casas, em suas comunidades, muitas vezes com seus parentes e vizinhos presentes para observar e oferecer apoio, muitas vezes com a presença natural e fácil de outras crianças. O parto foi uma ocorrência tão comum que nenhuma mulher, homem ou criança poderia ter quaisquer equívocos quanto ao processo e ao que era correto no ato.

Devoção espiritual na forma de vergonha, culpa, medo e dominação, destituição de indivíduos e comunidades, nos deixando distante do entendimento de que todos nós temos uma linha direta de comunicação com o Divino. É hora de nós entendermos que a verdade de que o parto é, por si só, um meio de conexão com o Divino de maneira profunda e poderosa. Nossa integridade espiritual como mulher está fundamentalmente ligada à nossa compreensão de nós mesmos e do nosso lugar no universo e do papel que desempenhamos como doadores e criadores da vida.

No passado, muitos ofertaram sua autoridade espiritual aos sacerdotes, templos e religiões. Hoje em dia, o mesmo abandono de Identidade-Própria, auto divindade, foi entregue a médicos, institutos médicos e produtos farmacêuticos, até mesmo foi entregue a professores e escolas e universidades. A Divindade está presente em todos os lugares, e nossa conexão com ela vem diretamente de dentro.

Ho'oponopono habilita o indivíduo a restaurar a conexão com a divindade e ensinar a cada um de todos nós 100 por cento de responsabilidade e isto significa 100 por centro de liberdade. Ninguém mais pode nos dizer que mensagem o Divino tem para nós, assim como ninguém pode nos dizer quando nos sentimos saudáveis, ou quando sentimos que aprendemos uma habilidade para nosso próprio nível de satisfação e praticidade. As respostas veem do nosso interior.

O parto é uma ótima lição para isso, já que o corpo da mulher vai assumir a liderança e demonstrar sua capacidade intuitiva, e a mãe aprenderá que ninguém externo a ela pode ter uma opinião mais relevante do que a sua própria, da experiência dela mesma e de seu filho.

Dados do Parto no Subconsciente

A medicina moderna trata o parto como uma patologia — um estado não natural que precisa ser tratado e curado pela ciência e pela tecnologia. Foi removido do alcance do leigo e da mulher, que não estão mais expostos ao ato de parto antes de atingir a idade adulta e engravidar. Desde a infância, somos bombardeados com propaganda negativa em relação ao parto, sem qualquer experiência real dos eventos e processos envolvidos. Muitas vezes, confiamos na informação que recebemos de fontes de mídia, como programas de TV, filmes e revistas. Filmes que descrevem o nascimento inserem elementos de humor, comédia, palhaçada, drama, violência e exageram os papéis de hospitais e médicos, simplesmente porque é mais divertido (e não informativo) para o público. Ocasionalmente, ouviremos histórias de horror de nossos próprios nascimentos ou partos dos outros, enquanto as histórias de nascimento mais positivas e sem incidentes são vistas como menos dignas de contar, pois não têm drama. Como resultado, nossa visão de parto é totalmente desviada em relação a sofrimento, dor e julgamento.

Sabemos que o que reside no nosso subconsciente fornece o plano para o que se manifestará em nossa percepção da realidade. Quando abrigamos medo e negatividade, podemos manifestar sem querer as situações externas que desejamos evitar.

Para restaurar um estado de clareza impecável, devemos limpar todos os dados errôneos e estranhos.

Banir o medo, enviando-o para o Divino para ser resolvido em luz pura.

EFT

A Técnica Emocional Libertadora (EFT) ou Toque, é uma ferramenta muito útil e poderosa que pode ser usada para aumentar a eficácia de todas e quaisquer técnicas, orações e frases Ho'oponopono.

Se surgirem problemas que você sinta que darão trabalho extra de limpeza, ou se você sentir alguma sensação de resistência que possa se manifestar em problemas no futuro, sugiro que tente tocar o ponto EFT.

A técnica de liberdade emocional baseia-se na premissa de que as emoções negativas e outros dados podem causar bloqueios ao fluxo da energia de um indivíduo. Ao tocar nos "pontos meridianos" no corpo, derivado da medicina tradicional chinesa e usado para acupuntura e acupressão, acredita-se que seja possível liberar "bloqueios de energia" que causam "emoções negativas". EFT é chamado muitas vezes de acupuntura emocional.

Eu vejo isso como muito semelhante à ideia de que dados errados permanecem no subconsciente e que precisamos apagá-lo para nos libertar e limpar o fluxo de energia do Divino.

Se toda a nossa realidade for uma projeção ou manifestação de nosso subconsciente, então faz sentido que os bloqueios possam se apresentar no corpo físico.

EFT básico usa 9 pontos de toque. Você toca cada ponto em seu corpo rapidamente e repetidamente (5-7 vezes para cada ponto é o ideal), ao mesmo tempo que recita sua oração ou frase e pensa no problema que você deseja apagar. Toque na seguinte ordem:

Chop do Karate (KC): toque o lado da sua mão, embaixo do seu dedo mindinho (de cada lado) contra a mão.

Topo Alto da Cabeça (TOH): toque no topo alto da cabeça. É onde os ossos do crânio estavam abertos quando éramos bebês, que se fundiam lentamente enquanto crescemos até à idade adulta.

Sobrancelha (EB): toque acima de seu olho onde sua sobrancelha começa, acima do seu nariz.

Lado do Olho (SE): toque no canto externo do olho onde o osso do olho começa (na linha das suas têmporas).

Embaixo do Olho (EU):toque no ponto médio da cavidade ocular do olho embaixo do olho, em ambos os lados (isso pode ser sensível).

Embaixo do Nariz (UM): toque entre os dois rebites que levam do nariz ao lábio superior.

Queixo (Ch Chin): toque logo abaixo do lábio inferior no dente acima da protuberância do queixo, no centro.

Osso da Clavícula (CB): toque os cantos internos do seu colarinho (esta área pode ser difícil de encontrar, então toque em toda a área).

<u>Embaixo do Braço (UA):</u> toque sobre o braço em linha com o mamilo ou a alça do sutiã.

Ao tocar em cada ponto, repita, "Apague todos os dados" ou "Sou grato, Eu te amo", "Eu me amo", etc., enquanto pensa em um problema em que deseja trabalhar.

EFT é uma técnica muito útil para liberar dados emocionais relacionados ao trauma do nascimento de partos anteriores, abortos espontâneos ou outros traumas relacionados, como a violência sexual. EFT foi usado com sucesso para apagar dados no subconsciente que levam a problemas de fertilidade. Uma vez que os dados desapareceram e o trauma foi resolvido, a fertilidade já não será um problema e tanto a gravidez quanto o sonho de ser mãe se tornarão uma realidade.

Parto Natural - a Limpeza Final

As crianças são nossos maiores presentes, mas muitas vezes é negligenciado que o próprio ato de parto é um presente por si só. O parto como processo de limpeza é uma das ferramentas mais profundas e abrangentes da própria Mãe Natureza.

O parto é um ato de fé. Acreditamos que o nosso corpo — que sabe crescer, desenvolver, criar fertilidade e manifestar a vida dentro de nós — também é capaz de saber como levar essa vida ao mundo quando o tempo for o certo. É um processo natural, e quando você fica tão perto quanto você pode do processo natural, então o nascimento estará certo (Pono) e em alinhamento com o Divino.

O parto é intrinsicamente poderoso. Não só o nascimento de um novo filho, uma nova vida e uma nova alma aqui na terra, mas também é o nascimento de uma nova mulher, de uma nova mãe, de uma nova família e de uma nova identidade.

O nascimento é um dos atos e realizações mais sagrados da mãe e da criança, e é o rito humano universal que une todas as nações, religiões, raças, credos e gerações. O nascimento é a cerimônia que une a todos; pois somos nascidos do útero de uma mãe.

Compartilhamos uma Mãe que é a origem da nossa criação e a inspiração para a nossa criatividade — dar, receber, nutrir e transformar. Nós somos alquimistas transformando energia em vida.

Não existe um ato que se compare em termos de importância do que produzir uma nova vida, exceto o ato de criar essa criança. A paternidade é imensamente importante, pois exige que nós cuidemos de outro e ensinamos-lhe a viver com justiça e andar em alinhamento com o Divino. Como pais, moldamos a vida de nossos filhos, muitas vezes através de dados transmitidos para nós de nossos próprios pais, cultura, geração e opções de estilo de vida. No entanto, sabemos agora que existe uma maneira melhor, e há um guia mais alto e mais sábio que as memórias e programas antigos que se reproduzem no nosso subconsciente. Para cuidar das crianças de forma a validar e incentivá-las a manter um caminho direto e claro de comunicação com o Divino, é necessário limpar incessantemente.

Quando limpamos, nos realinhamos com o Divino. Nós invocamos um sentimento de calma e de paciência quando nós percebemos que o nosso melhor incorpora o exemplo que desejamos passar as nossas crianças.

O poder do parto natural limpa e apaga muitas quantidades de dados e karma da mãe, e de todos aqueles a quem está ligada, especialmente a todos aqueles que estão nas proximidades do nascimento. Os cordões de aka e as velhas lembranças de outras pessoas muitas vezes podem se envolver no vórtice energético do processo de parto, e é por isso que é tão importante proteger a mãe e seu ambiente, protegê-la de pessoas estranhas, pois ela terá que processar e limpar seus dados através do seu ato de parto.

Ninguém quer que a mãe fique presa porque o processo de limpeza está atolado com dados de muitas pessoas. Por exemplo, pense em uma conexão com a internet. Se você tentar baixar muita informação ao mesmo tempo, a velocidade diminui; Da mesma forma, se o processo de limpeza do nascimento é dominado por dados da mãe, do pai, dos parentes, do médico, do hospital e de todos os outros nascimentos que estão ocorrendo nesse local, então tem muito mais trabalho para fazer. O quanto mais limpa a mãe, mais limpo o ambiente e os atendentes, mais rápido, mais suave e mais fácil será o processo de parto.

Toda experiência moldou nossas vidas e nossa visão do mundo. Crescemos com padrões e dados que programaram nossa visão pessoal e ideias preconcebidas de nossas próprias capacidades e limitações. Como mulheres que dão à luz, nós vamos além dos nossos limites e vemos como nossas capacidades são ilimitadas. Se pudermos aproveitar o poder desta epifania e levá-lo para a frente conosco, pode ser uma aula incrível que nos prepara para nossos papéis como mães. Ele pode fornecer a confiança para transformar nossos seres, livrar-se de maus hábitos e ser tudo o que podemos ser em todos os aspectos de nossas vidas.

É muito lamentável que na idade moderna o parto seja visto como um processo médico a ser conduzido por médicos, com a ajuda de produtos farmacêuticos, em vez de um processo espiritual a ser conduzido pelo Divino, e atendido apenas por aqueles que foram treinados para limpar e facilitar o poder de limpeza do próprio nascimento.

Onde a compreensão do conhecimento médico e as tecnologias são incorporadas de forma transparente e respeitosa ao sagrado processo de parto, então o processo é realizado com delicadeza e harmonia.

É tão vital quando planejamos o nascimento, reconhecer que é mais do que um mero processo mecânico, e que é necessário mais do que um humano treinado (médico ou enfermeiro) para supervisionar a chegada do novo filho. Na verdade, muitos dos serviços necessários que as parteiras tradicionais sempre fornecem, não têm nada a ver com seu treinamento médico e na verdade tem tudo a ver com a compaixão e a humanidade.

Se for possível, o parto deve ser conduzido de tal forma que os aspectos Divinos sejam acentuados, respeitados e permitidos a se desenvolverem organicamente.

Cada nascimento tem o poder limpar e curar uma família inteira e uma comunidade inteira.

Há uma pressão profunda dentro do útero de uma mulher que direciona nossos objetivos e atrai toda a energia que temos dentro de nós como um ímã. A crença geralmente reside no útero. Quando nós limpamos nosso útero, nós limpamos nosso karma. Todo o ato do útero é poderoso. O parto, como também a menarca e a menopausa, são as cerimônias mais profundas da vida e do útero.

Esta oportunidade de limpar muito desperdício de nossos espíritos, psiques, corpos e mentes, é monumental. Mas é neste estado de confiança aberta que nossos úteros são vulneráveis. Estão abertos a absorver qualquer e toda a energia no nascimento. Este deve ser o Amor Divino que nos conecta com nossa mãe-filho. Mas o útero pode facilmente absorver trauma negativo e perda de alma se houver hostilidade, violência, intimidação, repressão, vergonha ou medo no meio ambiente, ou um dos participantes, contaminando a experiência. Proteger o espaço de nascimento é tão vital como proteger a vida.

Começamos protegendo o espaço de parto de todas as interrupções, intrusões, indivíduos inesperados ou desnecessários (e seus karmas/dados). Preparamos o local, as ferramentas (como bolas e bancos para o parto), e as pessoas envolvidas com antecedência através da limpeza.

Podemos contratar uma doula que tenha sido treinada no processo de limpeza de Ho'oponopono para limpar durante a jornada do parto. Também vale a pena treinar os outros nos conceitos de Ho'oponopono, incluindo o pai da criança, a mãe da mãe ou qualquer outro parceiro de parto e outras crianças. A distância não é um limite e, se você introduziu os conceitos de Ho'oponopono para amigos durante a gravidez, chá de bebê/bênçãos, então você pode considerar chamá-los uma vez que você entrar em trabalho de parto para que eles possam se limpar em relação à sua experiência e remover até mais dados.

Quando o processo é interrompido ou confiscado, ou quando a confiança da mãe é prejudicada e a autoridade é dada a outra que não nutre o significado espiritual desse rito de passagem, então uma profunda oportunidade é perdida e mais dados errôneos são criados. Quando as mulheres dão autoridade sobre seus corpos e seus nascimentos a médicos e instituições médicas, algumas vezes elas acham difícil recuperar o poder do nascimento para si mesmas. Ho'oponopono significa restaurar o equilíbrio e a harmonia de nossa Identidade-Própria.

100 por cento de responsabilidade significa que somos responsáveis por nós mesmos. Não podemos deixar esta responsabilidade de lado sem nos tornarmos fracos. Não precisamos ser resgatados, e os médicos não precisam ser protagonistas de nossas histórias de nascimento. Toda mulher é capaz de se tornar uma heroína através da experiência do parto. Ninguém tem o direito de tomar para si, a honra que é delas.

Quando nos tornamos, mães e pais, nos tornamos os heróis da segurança da nossa criança. O parto nos prepara para sermos os heróis de que nossos filhos precisam e para sermos capazes, fortes, determinados, poderosos, conhecedores e autodeterminantes da Identidade-Própria. Ao praticar Ho'oponopono, estamos restaurando Pono para nascer, dar-nascimento na vibração do amor.

Nós limpamos todos os dados e depois deixamos o Divino decidir. Uma vez que todo o lixo foi limpo do ambiente de parto da mãe (externo e interno), então ela receberá a voz do Divino MUITO claramente durante seu processo de parto. O Divino liderará. Todo mundo deve permanecer quieto e respeitoso com a futura mãe enquanto ela escuta a voz de Deus.

Uma mãe que não está perturbada e que está preparada com suporte emocional adequado em um ambiente seguro e confortável, naturalmente saberá o que fazer. Ela saberá como respirar, como se mover, comer ou beber, andar ou ficar de pé, agachar ou cantar, procurar o calor de uma piscina ou uma garrafa de água quente ou uma roupa legal, e se ela precisa ou não precisa de assistência. Quando uma mulher desenvolveu um relacionamento forte com seu corpo, construiu sua confiança e sabe como ouvir e responder às necessidades de seu corpo, então ela saberá quando algo dá errado e poderá alertar e pedir ajuda os que a rodeiam e possuem habilidades e treinamento.

Confie na mãe para saber o que fazer porque a mãe escuta o Divino. Confie no Divino.

Confie no Divino, mesmo que a mensagem vá contra seus próprios planos e intenções. Se o Divino lhe permite saber que você precisa de ajuda adicional, então procure, o Divino sabe melhor como arrumar tudo para o seu bem. Se o Divino lhe disser para transferir para uma cesariana de emergência, então confie no Divino.

Se o Divino te disser para ficar em casa com seus pijamas e dar à luz (em uma cozinha fácil de limpar ou no chão do banheiro) com seu parceiro enquanto a parteira espera no outro quarto, caso você precise dela, ou tocando uma música clássica para dar boas-vindas ao seu filho, ou até mesmo lhe diga para colocar um DVD de comédia para que seu riso encoraje suas contrações enquanto aumenta os níveis de endorfinas, confie nisso.

Uma vez que limpamos todo o lixo, a única mensagem que virá será do Divino.

Isto não é jogo de criança. Isto precisa de dedicação e fé pela determinação. A prática torna perfeita e a prática diária durante a gravidez é particularmente benéfica para preparar um estado de mente, corpo, espírito e emoção que esteja em alinhamento com o Divino.

O nascimento é libertador, e é um detox emocional, físico, psicológico e espiritual. Cada nascimento traz uma lição nova e uma fonte nova de cura.

O nascimento vem provocando a remissão espontânea de câncer, bulimia, diabetes, problemas de saúde mental, doenças cardíacas, vícios, trauma sexual, individualismo, karmas familiares e geracionais, além de inúmeros outros diagnósticos que equivalem a uma sentença de morte. O amor, a vida e o parto trazem a energia restauradora e transmutativa da vida para a Identidade-Própria da mãe.

O nascimento é A Ferramenta Restauradora secreta do Divino. É uma benção do Divino que nós, como mulheres, absorvemos deste rito de passagem. Há muitos exemplos de cerimônias de tendas de suor (útero da mãe terra) e danças do sol (purificação ritualizada através da dor, sacrifício e rendição), que tentam aproveitar o princípio já exemplificado através do ato de parto da mãe.

O nascimento não é meramente sagrado, nem meramente cerimonial, mas sim é a origem e inspiração de toda cerimônia, e todo ritual sagrado que evolui para criar uma conexão profunda com Deus. O nascimento é vida. A vida e a morte sempre foram os extremos mais profundos do destino humano. Na verdade, a própria morte é talvez a mais poderosa limpeza de todas — limpando todos os dados de uma vida sem erradicar parte de quem somos que é eterna, e a qual será renovada e nascida novamente.

Nascimento Consciente. Nascimento Autêntico.

Uma das maiores coisas que podemos aprender através do processo de parto é como deixar as coisas seguirem sozinhas e ser grato por tudo o que nos é dado e pelo milagre do amor da nova vida. Permita-se e permita Deus.

O trabalho de parto é o momento em que a fé se manifesta, quando as mãos guiadas pela maternidade e a Divina Mãe nos levam a conhecer o nascimento e a uma nova fase de nossa existência. A dor vem de tentar controlar coisas que não podemos controlar. No parto, aprendemos a render-nos ao processo, e não há dor, mas apenas a metamorfose. Renda-se ao nada. Renda-se ao nascimento. Render-se é o nosso sacrifício quando deixamos de lado as antigas limitações que mantivemos sobre nós mesmos e as ideias preconcebidas sobre tudo o que nos definiu. O parto é o momento de cura; um avanço que é o momento da entrega sagrada e de sacrifício, e a porta para euforia. Despertamos para o nosso verdadeiro eu.

Muitas pessoas estão à procura do Divino, buscando gurus e sacerdotes, e realização fora de si mesmos, mas a experiência do parto natural abre o caminho e abre a conexão com o Divino dentro de nós. Isso é porque é um ato muito poderoso e profundamente espiritual.

Nenhuma mulher deveria estar disposta a desistir desta experiência se procurassem entender a verdade, a força e o significado. Nenhuma mulher colocaria voluntariamente autoridade ou domínio nas mãos de alguém sobre si mesma e seu espírito, nem o corpo e espírito de seu filho, se eles não reconhecem ou reconhecem a cerimônia sagrada que é o parto. É um processo sagrado, um encontro de mundos e uma manifestação da vida.

O empoderamento real das mulheres não vem da liberdade de colocar o nascimento nas mãos do estabelecimento médico, mas experimentar o parto naturalmente nas mãos do Divino Criador, criando uma nova vida através de nós. O parto limpa e cura a alma da mãe. É sua possibilidade de renascer. O processo da limpeza do parto é necessário para prepará-la para a maternidade.

Cada doula, cada parteira, cada enfermeira, médico ou cirurgião, é um xamã e um sacerdote que inaugura uma nova vida no mundo, cuidando do bem-estar espiritual da mãe e da criança. Eles precisam estar cientes disso e treinados para esse aspecto de sua vocação. Tradicionalmente, aqueles que praticavam a medicina eram sempre responsáveis pelos aspectos físicos, mentais, espirituais e emocionais de suas ações, e é somente na sociedade moderna que esses aspectos vitais foram segregados e isolados. É natural que devamos considerar cada ser como um todo.

A vida é sagrada. A vida nova é sagrada, pura, e conectada com a perfeição. Celebramos uma nova vida ao reconhecer o potencial inato que esta nova vida representa. Além disso, reconhecemos os poderes rejuvenescedores e transformadores que essas novas vidas trazem à nossa própria consciência. Eles nos curam com o amor e o amor que eles evocam dentro de nós. Quando somos capazes de reconhecer, abraçar e canalizar completamente o poder do nascimento, somos capazes de transformar o mundo inteiro.

"Eu acredito que adotei uma iniciação da variedade mais antiga, o nascimento como uma experiência xamânica, o ato central do xamanismo feminino — o ato quintessencial que oferece a uma mulher uma experiência completa de enfrentar e passar pelos os medos para o outro lado... pense em nosso nascimento e criação de filhos como partes centrais de nossas atividades de trabalho xamânicas — que foram dominadas através da prática e da disciplina ao longo de muitos de anos ". [17].

Quando uma mãe está conectada ao Divino e limpa fielmente para que somente a Inspiração Divina se apresente no processo de nascimento, então ela não tomará nenhuma decisão, nem experimentará dúvidas. Ela simplesmente aceitará as circunstâncias e aguardará o nascimento de seu filho, confiando que tudo vai estar no lugar como deveria. Uma mulher que sabe confiar em seu corpo, manifestar suas reservas inexploradas, atravessar o limiar de suas limitações auto impostas e cumprir seu próprio ritmo natural, é uma mulher que está no estado perfeito — mental, físico, emocional, espiritual, e hormonal — abraçar seu bebê e responder às suas necessidades, solidificando assim seu vínculo para o futuro próximo.

O nascimento é um milagre.
O nascimento de Ho'oponopono é uma epifania.

Pós-Parto/Placenta

Uma vez que o bebê nasça, o útero da mãe começará a se contrair, expulsando a placenta e outros materiais do interior do útero. Este processo leva cerca de 40 dias ou 6 semanas, embora a placenta naturalmente desça dentro da primeira meia hora a 1 hora depois do bebê ter nascido.

Tornou-se prática de rotina injetar Pitocin em todas as mães em pós-parto para estimular as contrações do útero e a expulsão da placenta; no entanto, isso nem sempre é necessário. Pitocin pode ser útil se a placenta não descer na primeira hora, embora uma massagem firme do útero possa estimular a contratação por si só.

É necessário que as paredes musculares do útero se contraiam firmemente para fechar todos os vasos sanguíneos que foram deixados expostos após a separação da placenta. A hemorragia pós-parto pode ocorrer se o útero não contrair e reprimir esses vasos sanguíneos. Pitocin tem seu lugar, mas não precisa ser utilizado em todos nascimentos. Você pode querer solicitar que Pitocin não seja administrado a menos que seja indicado de forma médica, e confie no seu corpo para trabalhar, conforme foi projetado para fazer, expulsando a placenta espontaneamente.

Tenha muito cuidado com qualquer pessoa que interfira com o nascimento natural da placenta tentando remover manualmente (ou seja, puxando o cordão) antes da primeira hora.

A melhor maneira de estimular a liberação natural da placenta é através da amamentação, uma vez que a estimulação do mamilo geralmente produz uma nova onda de oxitocina natural no corpo da mãe, que irá contrair o útero e expulsar a placenta com segurança, tudo de uma só vez.

Corte do Cordão Adiado

Durante anos, a política hospitalar determinou que o cordão umbilical do recém-nascido seria apertado e cortado logo que a criança nasça, muitas vezes no primeiro minuto de vida. As evidências esmagadoras provaram que cortar o cordão umbilical antes de parar de ter pulsações pode ser perigoso, coloca o bebê em uma séria desvantagem e tira da criança cerca de 1/3 do sangue do corpo que ainda circula pela placenta.

Até que a placenta se separe do útero da mãe e seja expulsa, ainda é uma fonte de sangue oxigenando a criança que pode atuar como um backup se a criança imediatamente não começar a respirar. A exposição ao ar geralmente inicia a primeira respiração da criança, antes disso, todo o seu oxigênio vem diretamente da mãe através da placenta. O corte prematuro do cordão também resulta na perda de ferro, células-tronco e muitos outros nutrientes vitais que são necessários para a saúde e o bem-estar da criança ao longo da vida.

Quando o bebê nasce, o cordão umbilical será cor malva e pulsará com a batida das contrações que ainda estão ocorrendo no útero da mãe. Uma vez que o cordão umbilical ficou claro e assumiu uma cor branca translúcida, é seguro apertá-lo e cortá-lo; no entanto, o cordão umbilical se sela naturalmente, por isso não é necessário cortar o cordão.

Algumas mulheres fazem uso de uma técnica chamada nascimento de lótus em que o cordão umbilical é preservado enquanto está conectado à placenta e é transportado com a criança por vários dias, muitas vezes por semanas, até que o cordão umbilical seque e caia naturalmente. À medida que o cordão umbilical seca, é muito importante garantir que ele não seja puxado, pois isso pode criar uma ferida na barriga do bebê e causar sangramento ou infecção.

Independentemente de você decidir escolher um nascimento de lótus ou um corte adiado do cordão, é aconselhado pela Organização Mundial de Saúde, e tem sido adotada como padrão por muitos países Europeus. Insista na cisão adiada do cordão umbilical mesmo se você tiver uma cesariana de emergência, e especialmente se seu filho nasceu prematuramente ou não está respirando. Se um recém-nascido não está respirando, então o procedimento do hospital é cortar o cordão rapidamente de modo que a criança possa ser deslocada para uma estação de trabalho, e para que médicos e enfermeiras possam se reunir ao seu redor com facilidade. É muito mais seguro para a criança fique presa à placenta para que o oxigênio seja administrado, pois o sangue da placenta continuará a fornecer oxigênio ao bebê enquanto ele está pulsando.

"A placenta é a primeira mãe a cada um de nós. Ele nos alimenta, com tudo o que é necessário e que você precisa. Placenta é nosso sustentador e protetor, nosso primeiro amor que sentimos, a primeira experiência de amor incondicional que recebemos. Quando nos separamos prematuramente dessa primeira fonte de amor, isso nos leva a buscar amor fora de nós mesmos, de forma condicional. Infelizmente, isso é o que acontece com mais de 99% de nós quando nosso cordão umbilical é cortado prematuramente quando nascemos ... nossa força vital e conexão da alma, que ainda está pulsando pelo cordão que nos liga à placenta. Este corte acontece antes da placenta transferir seus nutrientes emocionais de qualidade e a essência da alma para nós. Essa separação súbita cria choque e medo devido à ignorância, e corta a conexão mais profunda entre vida, amor, mãe e filho ... A energia que pulsa através da corda da placenta é a Mãe Divina que nos nutre. Não é totalmente nossa mãe biológica ... Essa energia divina é transferida para nós, em nossos corpos pela mãe através da placenta. Independentemente de como nossas mães biológicas se sentem ou como são, o Divino quer que nós cresçamos mais do que qualquer coisa ... A Mãe Divina está dentro e ao redor de todos nós - todos nós temos a mãe mais maravilhosa, e amorosa quanto podemos imaginar." [18].

A Primeira Hora

Há uma série de outras intervenções do recém-nascido que provavelmente ocorrerão em um hospital ou centro de nascimento, a menos que você especifique o contrário. A primeira hora da vida do bebê é vital para a impressão emocional e espiritual do bebê e da mãe; portanto, a mãe e o bebê devem ser inalterados tanto quanto possível durante este tempo e deixados para se segurar, de preferência com contato de pele a pele para ajudar a iniciar a amamentação. A amamentação durante este período estimulará a liberação adicional de oxitocina que muitas vezes estimulará as contrações do útero da mãe e o nascimento da placenta. Qualquer verificação médica de rotina do bebê, como pesagem, medição, etc., deve ser deixada para depois da primeira hora, e as mães que tiveram cesarianas ou episiotomias muitas vezes podem segurar seus filhos enquanto suas feridas são costuradas, desde que especifiquem esse desejo antecipadamente.

Vitamina K

A vitamina K é uma vitamina solúvel em gordura que desempenha um papel vital na capacidade de coagulação do sangue natural do corpo, impedindo o sangramento excessivo. A suplementação de vitamina K foi administrada rotineiramente a recém-nascidos por injeção ou via oral desde a década de 1930. Todos os bebês são considerados nascidos com níveis relativamente baixos de vitamina K (embora com quem eles fazem esta comparação é questionável). Sempre houve um risco para algumas crianças de excesso de sangramento e hemorragia após o nascimento (devido a predisposições genéticas como a hemofilia hereditária) e os recém-nascidos correm maiores riscos de deficiência de vitamina K se suas mães tenham tomado antibióticos, antidepressivos, varfarina e alguma outra medicação.

A doença hemorrágica do recém-nascido (HDN) afeta 0,25-1,7 por cento dos bebês que não recebem vitamina K sintética no nascimento.

Certos procedimentos hospitalares, como o uso excessivo de antibacterianos, têm contribuído historicamente para maiores taxas de HDN. Era uma prática comum a partir da década de 1900 esterilizar a sala de parto e a mãe, limpando a vagina, coxas e seios com desinfetante para o parto, bem como desinfetando seus mamilos cada vez que amamentava seu filho. Tanto a mãe quanto a criança recebiam antibióticos, o que impediu a mãe de transmitir microflora intestinal saudável ao filho. As bactérias úteis, que residem no trato digestivo, são responsáveis por sintetizar a vitamina K de nossa dieta. O equilíbrio certo das bactérias intestinais é vital para a saúde e o bem-estar.

As reservas de vitamina K da mãe foram reduzidas por anestesistas e funcionários do hospital, uma vez manifestado o colostro produzido pela mãe nos três primeiros dias da vida do bebê era comumente jogado fora, na crença de que não tinha valor; em vez disso, eles iriam nutrir o bebê até a mãe produzir o leite "verdadeiro" no terceiro dia, acreditando que deveria ter sido a intenção da natureza para o bebê não comer nestes dias, já que o corpo não produz leite do peito imediatamente após o nascimento. Isso é muito lastimoso, pois o colostro é uma fonte natural de vitamina K.

Uma vez que a vitamina K foi isolada e descobriu-se útil na prevenção das taxas de aumento da Deficiência Hemorrágica da Vitamina K do recém-nascido, ela foi adotada como cuidado padrão para recém-nascidos. Infelizmente, grandes doses levaram a uma epidemia de icterícia, uma vez que os fígados de recém-nascidos não são eficientes ao lidar com níveis tóxicos de substâncias que normalmente não seriam expostos.

A vitamina K percorreu um longo caminho desde então. No entanto, ainda existem alguns pontos de preocupação e contenção, com muitos argumentando que as injeções de vitamina K não devem ser administradas a todos os recém-nascidos, pois representam um certo perigo.

Injetar em um bebê vitamina K pode causar a viscosidade (espessura/viscosidade) do sangue, e aumentar até 9000 vezes a espessura de um sangue adulto normal. Isso diminui a circulação de oxigênio, nutrientes e células-tronco, que a natureza projetou para reparar qualquer hematoma ou dano ao corpo do bebê, que pode ter ocorrido durante o processo de parto.

Consulte com o Divino sobre o exame de vitamina K. Se houver uma predisposição genética a distúrbios de coagulação ou qualquer outra razão para sugerir que você ou seu bebê estão em risco, então você pode considerar seriamente a administração de vitamina K ao seu filho, uma vez que o sangramento interno pode ser muito perigoso e levar à morte ou dano cerebral.

Os níveis maternos de vitamina K afetam os níveis fetais de vitamina K, de modo que a dieta das mães é muito importante. A vitamina K pode ser impulsionada com fontes naturais, como produtos de soja fermentados, vegetais de folhas verdes, ameixas e gorduras lácteas. O antioxidante de alimentos BHT (hidroxitolueno butilado), comumente encontrado na margarina e outros alimentos processados, é conhecido por causar deficiência de vitamina K, assim como a gordura poli-insaturada na margarina e, portanto, deve ser evitada.

Curiosamente, o chucrute é uma rica fonte de vitamina K2, bem como as bactérias benéficas que sintetizam vitamina K no intestino, e algumas gotas de suco de chucrute, dadas ao bebê recém-nascido após o nascimento podem inocular seu micro bioma com bactérias benéficas, é muito comum em muitos países escandinavos e bálticos. Certifique-se de que, como mãe, você está consumindo quantidades adequadas de vegetais e folhas verdes nas últimas semanas de gravidez, a fim de garantir que você e seu feto recebam altos níveis de vitamina k e muitos dos outros nutrientes vitais encontrados nesses alimentos e vegetais.

Vacinações

Há uma grande controvérsia sobre as vacinas infantis, e você nunca deve aceitá-las como obrigatórias. Sempre investigue o problema e consulte o Divino sobre vacinar ou não seus filhos.

Uma das vacinas rotineiramente administradas aos lactentes é a vacina contra a hepatite B, que supostamente se destina a protegê-los de contrair esta doença sexualmente transmissível. A menos que a mãe esteja infectada com Hep-B (e os exames de sangue durante a gravidez tenham descartado isso), então a criança provavelmente não corre risco de exposição a esta doença. Especifique se você deseja que essa vacina seja postergada.

Muitos pais conscientes estão optando por atrasar todas as vacinas até que seus filhos tenham pelo menos dois anos de idade, ou renunciam as vacinas completamente. A vacinação é muito diferente da imunidade natural que é passada da mãe para o bebê no colostro (o primeiro leite materno) e que durará toda a vida.

Vernix

Quando os bebês nascem, eles geralmente são cobertos por uma camada espessa de uma substância branca e cremosa que os protege do ambiente úmido dentro do útero da mãe. O vernix é seguro e, de fato, é uma barreira protetora hidratante que protege o bebê de infecções bacterianas indesejáveis. É aconselhável deixar o vernix imperturbado. Em vez de permitir que o bebê seja lavado imediatamente, você pode considerar não dar o primeiro banho do seu bebê até que o cordão umbilical tenha secado naturalmente e caia, o que deve ser com cerca de 1 semana de idade.

Gotas no Olho

A gonorreia é uma infecção muito grave que pode causar cegueira em bebês se entrar em contato com seus olhos. A maioria dos hospitais coloca gotas nos olhos do bebê para prevenir qualquer infecção; no entanto, ao invés de assumir que todas as mães têm uma DST ativa, se você sabe que não está infectado, então não há motivo para dar colírios para o seu bebê. Se houver alguma preocupação, o leite materno pode ser espremido nos olhos do bebê, pois é naturalmente estéril e antimicrobiano. O leite materno é um tratamento natural muito eficaz para qualquer tipo de conjuntivite (em bebês, crianças mais velhas e até mesmo adultos, e também é muito afetivo na cicatrização de machucados e queimaduras) — um kit de primeiros socorros natural e portátil no seu sutiã.

A natureza fornece tudo o que precisamos para sobreviver e prosperar. À medida que a ciência e a medicina ocidental se desenvolvem, eles descobrem mais e mais formas pelas quais o Divino proporcionou a saúde ideal da mãe e da criança através da gravidez, parto, amamentação e além.

Circuncisão

Circuncisão é um tópico muito controverso. Enquanto alguns consideram o ato de circuncisão como uma obrigação cultural e religiosa, outros argumentam que é mutilação genital que viola os direitos humanos da criança.

A circuncisão ainda é rotineiramente realizada em muitos hospitais dos EUA, e se você não deseja que seu filho seja circuncidado, então talvez seja necessário que isso fique especialmente claro.

Não há vantagem médica para a criança a curto ou a longo prazo depois da circuncisão realizada, e apresenta uma variedade de riscos graves, incluindo mortalidade infantil, castração, mutilação, infecção e cicatrizes.

Não há razão para acreditar que os bebês são menos sensíveis à dor do que os adultos, e há muitos que consideram a realização da circuncisão sem qualquer anestésico uma prática profundamente traumática; portanto, se você considerar a circuncisão necessária para seu filho, eu peço a você para investigar como ele pode ser realizado da maneira mais humana possível.

Amamentação

Leite Materno é, sem dúvida, Divino. O leite materno é o alimento perfeito para a criança, e fornece TODAS as suas necessidades desde o sustento físico até a crescimento energético, o toque amoroso, o estímulo neurológico, o conforto psicológico e emocional, e a estabilidade.

Não há nada que substitua, mesmo com as melhores intenções em mente, o leite cru orgânico mais saudável; fórmula comprada na loja; ou vegetais crus caseiros, alternativa à base de coco — não pode se comparar com o leite materno real. A menos que haja uma razão médica (e, mesmo assim, sempre procure uma segunda, terceira e quarta opinião até ter certeza de que está ouvindo o que o Divino precisa que você saiba), toda mãe deve fornecer a seu filho o quanto leite materno ela puder, dia e noite, a pedido, sempre que seu filho indicar uma necessidade ou desejo de amamentar.

A amamentação é uma prioridade, muito maior que lavar louça, lavar roupa, trabalho, etc., porque ninguém mais pode fornecer a criança o que ele precisa melhor do que a própria mãe. O tempo da infância é primordial para a formação do corpo da criança, cérebro, respostas emocionais, capacidade de amor, empatia e autoestima.

O respeito pelo serviço profundo que as mães oferecem através da amamentação merece reconhecimento e status universal.

Embora seja possível limpar dados errados mais tarde na vida (Ho'oponopono), é muito preferível aproveitar a oportunidade natural e ótima da infância para garantir a realização completa pela amamentação. Não é por acaso que a amamentação e o leite materno são considerados tão sagrados (e até mesmo uma obrigação religiosa) em tantas culturas. Cada bebê necessita do leite da sua mãe.

O vínculo mãe-filho é o vínculo original e o modelo divino original do qual todas as sociedades, culturas, gêneros e identidades são fundadas. O vínculo mãe-filho não é uma imposição externa, mas sim uma inegável inspiração que vem diretamente de dentro do Divino.

A maioria das mães que querem amamentar seus filhos, desejam o vínculo estreito, a atenção amorosa, a necessidade de ser prestativo, a oportunidade de dar e nutrir, e o grande orgulho e sentido de realização que vem de permitir que outro cresça e prospere. Quando este não é o caso, é porque, em algum lugar, de alguma forma, dados errados entraram em seu caminho. Pode haver memórias e programas antigos que sugerem que não se deve mimar a criança, ou que tenha outras obrigações, ou que a intimidade seja perigosa, ou que os sentimentos naturais e amorosos tenham sido impedidos devido a lembranças recorrentes de trauma de nascimento, trauma sexual, ou karma familiar. Todos estes dados são lixos que precisam ser limpos.

Ainda mais perigoso é a propagação de dados errôneos como propaganda por fórmulas e empresas de produtos de bebê, que distorceram tantas ideias sobre o verdadeiro valor da contribuição de uma mãe para seu filho, sua família e sua sociedade através da amamentação.

Beber grandes quantidades de água solar pode ser útil, especialmente no que diz respeito à hidratação adequada durante a amamentação. Ele fornecerá amplo leite materno para seu bebê e assegurará que seu corpo, assim como seu espírito, seja puro.

Nos primeiros três dias após o nascimento, as mães produzem pequenas quantidades de colostro incrivelmente potentes. O colostro fornece à criança uma flora intestinal saudável, vitamina K natural, hormônios e glóbulos brancos que transportam os anticorpos contra todas as bactérias, vírus e patógenos que o corpo da mãe respondeu com sucesso em sua vida. Isso significa que o sistema imunológico da mãe e sua capacidade de reconhecer e derrotar todas os resfriados, gripe e outras doenças que ela enfrentou em sua vida (junto com a mãe e a mãe de sua mãe, como as bonecas russas, passamos imunidade através das gerações, do peito para o bebê, para o peito, para o bebê novamente) é passado para o bebê.

Apenas as quantidades mais pequenas de colostro são necessárias, uma vez que o estômago do bebê é muito pequeno e está trabalhando pela primeira vez. O colostro é tão valioso que muitas UTIS estão buscando ativamente doações de colostro para o tratamento de bebês prematuros (muitos dos quais simplesmente não podem digerir mais nada). Mesmo uma única gota de colostro vale mais do que peso em ouro. É possível que algumas mulheres produzam colostro nas últimas semanas de gravidez e este valioso líquido pode ser extraído e salvo no congelador como um backup para alimentar o bebê quando ele nasce, ou pode ser doado para o hospital se a criança não precisar.

Após os primeiros dias, o leite esbranquiçado e cremoso começa a vir, e mesmo que o volume seja muito pequeno, é a quantidade perfeita para a criança. Mães de bebês múltiplos, como gêmeos, produzem leite suficiente para suportar ambos os bebês. O leite materno muda de consistência e composição (calorias, hormônios, vitaminas, anticorpos, etc.), dependendo da idade e do sexo da criança. Isso significa que um bebê de três semanas de idade receberá leite diferente dos seios da mãe do que quando tiver três meses de idade ou três anos (se você optar por prolongar a amamentação). Nenhuma fórmula no mundo pode replicar essa adaptabilidade.

Recomenda-se a amamentação exclusiva durante os primeiros 6 meses, embora seja sábio seguir o próprio instinto do seu filho, uma vez que muitas crianças expressam interesse em lamber ou provar alimentos com apenas quatro meses de idade. A amamentação deve SEMPRE estar disponível, nunca pelo relógio ou por qualquer outra rotina artificial. A mãe e a criança se adaptarão naturalmente uns aos outros e desenvolverão sua própria rotina, o que permite que todas as necessidades sejam atendidas. A alimentação noturna é muito importante, uma vez que o leite mais denso e calórico é frequentemente produzido após a meia-noite (respondendo aos ciclos de melatonina) e é muito facilitado compartilhando uma cama.

A amamentação deve continuar durante o primeiro ano e pode continuar até o segundo ano e além. A Organização Mundial da Saúde recomenda a amamentação durante pelo menos os dois primeiros anos de vida do bebê. Deixe a criança dizer-lhe quando eles estão prontos para desmamar, em vez de forçar o desmame. A criança tem muito menos dados e está muito mais alinhada com a divindade, então, quando confiamos na criança, somos mais propensos a ser PONO. Ninguém sabe melhor do que a criança, quando está com fome ou com necessidade de conforto, ou quando estão prontos para seguir sem amamentação. Deixe que o desmame seja gradual e conduzido pela criança, sempre que possível.

O leite materno é rico em células-tronco que são os blocos de construção do corpo humano, e são famosas como medicamentos para suas capacidades de cura, juntamente com a capacidade de regenerar o tecido danificado. O leite materno fornece continuamente a imunidade da mãe, hormônios de crescimento humanos amplos e outros hormônios que contribuem para a formação ótima do corpo em crescimento da criança, de modo que as mães devem continuar alimentando seus filhos, mesmo que qualquer um deles esteja doente.

Quanto mais aprendemos sobre a funcionalidade multifuncional e multitarefa do leite materno, mais nós ficamos impressionados com o projeto da Divindade.

A amamentação também oferece uma série de vantagens para a mãe. Fornece tempo de ligação ininterrupto com o filho e estimula a liberação de prolactina, oxitocina e beta-endorfinas no cérebro, que promovem a ligação, o relaxamento, a cicatrização de feridas, a tranquilidade e os sentimentos de paz. Tomar tempo para amamentar garante que a mãe tenha a chance de descansar quando as condições estão apropriadas. A amamentação é incrivelmente conveniente, pois está sempre disponível, sempre estéril e sempre na temperatura certa, consistência, sabor e qualidade para a criança. As mães que amamentam usam as reservas de gordura estabelecidas durante a gravidez (especialmente nos quadris e coxas) para garantir um suprimento adequado, o que significa que mesmo quando eles estão desfrutando de alimentos ricos em nutrientes e densos, as mães que amamentam ainda perdem peso adquirido durante a gravidez, muitas vezes retornando para peso pré-gravidez até 6 meses ou mais (dependendo do estilo de vida).

Se uma mãe escolhe não amamentar seu filho, seu corpo assume que seu filho morreu e, naturalmente, passa por um processo de luto a nível físico e hormonal. Neurologicamente, a mãe tem uma maior predisposição à depressão pós-parto e a dificuldades de ligação com seu filho.

Os peitos foram projetados para amamentar, é o objetivo número um, e a saúde do peito está ligada à amamentação. Ao amamentar pelo menos uma criança, as mulheres têm um risco significativamente menor de desenvolver câncer de mama e outras doenças.

A amamentação é simples e não exige nada das mães, somente paciência, inspiração e amor. O leite materno é cura e limpeza, uma ferramenta de amor do Divino. O leite materno é o amor puro manifestado na forma física, e a amamentação é um ato de amor e devoção que transforma a mãe em um ser divino e perfeito que ela foi criada para ser. Com o amor nós somos transformados, com o amor nós somos divinos.

Parte III

Pós-Parto

O nascimento é somente o começo.

Cuidados-Mãe

"Deus que é meu banhista, Deus que é meu irmão, Deus, que é minha mãe" [19].

Quando somos meninas jovens, carregamos as sementes de nossos futuros filhos dentro de nossos úteros, e eles viveram em nossa imaginação e nossos corações. Nosso anseio de amar foi canalizado em visões da maternidade. Uma vez que começamos a jornada para a maternidade, seja através da concepção consciente ou de surpresa, nossa visão do mundo inegavelmente e lentamente se transforma. Não pensamos mais em termos do eu ou do indivíduo, pois fomos programados e educados para fazer pela sociedade moderna. Experimentamos o amor e, através desse amor, revelamos o desejo dos nossos superiores de nos dedicarmos ao serviço de outro.

Somos seres perfeitos criados no amor, em réplica do amor divino que é eterno. Nós somos, em nossa essência, expressões do amor puro, e nosso estado natural é o amor. Nós o vemos nos rostos de crianças recém-nascidas — aquela paz e calma, e um sorriso delicioso que irradia seu amor e derrete o coração com amor incondicional e abrangente.

Se acreditamos ser dignos ou não, e se nos permitimos ou não o receber, a fonte desse amor está dentro de nós. Quando apagamos todo o lixo, podemos sentir esse amor novamente e ficar apaixonado, agir por amor e agir de amor, totalmente, livremente e sem esforço. O amor é o nosso estado natural, e amar como mãe é eterno.

A maternidade nos permite amar sem limites, sem medo de rejeição ou condenação. Quando agimos por amor, estamos a serviço do amor para nosso filho e para nossa família ao nosso redor. Quando podemos apagar os dados e reconhecer que as questões que surgem e acendem naqueles ao nosso redor não são mais que dados, que não podem influenciar a nossa verdadeira essência ou valor ou o verdadeiro valor dos outros com quem compartilhamos nossa experiência, então fomos libertados —libertados para amar indiscriminadamente.

O parto é um ato tão sagrado que inevitavelmente transforma uma mulher em mãe. Uma mulher que passou pelo rito de passagem que é o nascimento nascerá novamente, infinitamente sensível ao mundo cheio de alegrias, tristezas e vulnerabilidades, menos egocêntricas e com uma perspectiva mais compassiva e orientada sobre seu papel e objetivo no mundo.

A maternidade é uma oportunidade incrível de perdão, para nos amar como amamos nossos filhos e perdoar e amar nossos pais, já que aprendemos a ver as coisas do ponto de vista deles. Como pais pela primeira vez, somos capazes de reconhecer as restrições que sentimos em nosso próprio tempo, energia e capacidades. Podemos nos conectar de forma mais empática e de uma maneira nova com nossas próprias mães e pais, e com aqueles que foram antes de nós, reconhecendo a totalidade do sacrifício que voluntariamente fizeram para nós.

O que todos precisamos é tempo e espaço para se conectar ao Divino e permitir que a inspiração tome forma e guie nossas ações. Como nova mãe, o tempo que dedicamos ao nosso novo filho, a nossa nova família, ao nosso novo corpo, a nossa nova identidade e o nosso novo papel, é essencial. O tempo que tomamos agora é insubstituível, e assim como um broto floresce em uma flor a seu próprio ritmo, nós florescemos como mães e como seres perfeitos que não podem ser apressados, pressionados ou encorajados por meio de julgamento, expectativas ou imposições. Somente ao escutar a inspiração interior que vem do Divino, e confiar em isso para nos guiar através do amor — amor de nós mesmos, amor de nossos filhos e amor de nossos parceiros — que podemos nos expressar em alinhamento com o Divino.

Há tantos dados que circulam que somos viciados a eles e a todo o drama. Quando não há drama no mundo ao nosso redor, muitas vezes o inventamos em nós mesmos por meio de dados errôneos que funcionam como dúvidas e críticas, conversações negativas que circulam em nossas próprias mentes. No entanto, a paz está por baixo dos dados como o céu azul atrás das nuvens. A paz pode ser restaurada.

A única voz que temos que ouvir é a voz do Divino, e por

um trabalho consistente durante a gravidez, e durante nossas vidas antes da concepção, devemos limpar e desenvolver uma relação com essa voz e criança interior, e seremos capazes de distinguir entre inspiração genuína e repetição de dados.

O Dr. Hew Len sempre limpa tudo 3 vezes, e Kahuna Lapa'au Morrnah Nalamaku Simeona repetia sua oração 4 vezes para tudo, e apenas para ter certeza de que estava tudo limpo antes de agir.

Nossa mãe é a nossa primeira fonte de vida, nossa primeira casa e nosso primeiro amor. O amor da mãe é essencial. Este amor é o amor do criador, incondicional, perfeito e divino. Nossa mãe é nosso primeiro ambiente, nosso primeiro universo. O útero de nossa mãe e o peito de nossa mãe produz todo o sustento e toda a vida. A conexão mãe-filho é fundamental para toda a vida. Mesmo como adultos, capazes e independentes, identificamos os dons vivificantes e sustentadores da terra como nossa mãe. Sabemos que, sem ela, não poderíamos existir, e que nada que temos ou fazemos é independente dela.

"...a mulher é o primeiro ambiente; ela é uma instrução original."
Na gravidez nossos corpos sustentam a vida. Nosso bebê que está por nascer vê nos nossos olhos e ouve através dos nossos ouvidos.
Tudo que a mãe sente, o bebê também sente. No peito das mulheres, as gerações são nutridas. Dos corpos das mulheres flui as relações dessas gerações, tanto para a sociedade como para o mundo natural. Deste modo, nossos antepassados diziam que a terra é nossa mãe. Deste modo, nós, como mulheres, somos a

terra." [20].

"A terra, a primeira entre as boas mães, nos dá o presente que não podemos fornecer ... A terra nos ama de volta. Ela nos ama com feijões e tomates, milhos e amoras, e canções dos pássaros. Com um monte de presentes e uma forte chuva de lições. Ela nos fornece e nos ensina a nos cuidarmos. Isso é o que as boas mães fazem." [9].

Como mulheres, nascemos para ser mães. Como humanos do ventre, nossa capacidade de produzir a vida e sustentá-la é o fundamento de toda interação humana — toda sociedade, toda cultura e todo paradigma — pois cada um de nós nasce de uma mãe. Nossos papéis como mães nos definem, mas não nos limitam nem nos diminuem. Nossa rendição, nosso sacrifício e nosso propósito de satisfazer as necessidades de outro é de tão alto valor que merece ser reconhecido e honrado em nossa cultura moderna, como tem sido em tantas outras culturas ao longo da história.

No Islã, é relatado que um homem veio ao Mensageiro de Deus e disse: "Ó Mensageiro de Deus, o que é mais merecedor do meu amável tratamento?" Ele respondeu: "Sua mãe." O homem perguntou: "Então quem?" Ele respondeu: "Sua mãe." O homem perguntou outra vez: "Então quem?" Ele respondeu: "Sua mãe." O homem perguntou outra vez: "Então quem?" Ele respondeu: "Seu pai."

"O Paraíso encontra-se nos pés de uma mãe." - Prophet Muhammad

---

"As antigas escrituras hindus falam que uma mãe deve ser honrada mil vezes mais do que um pai por causa de sua insubstituível benevolência em suportar, nutrir e treinar seu filho".
[21].

A maternidade requer um grande ajuste para a mulher. Sua visão e Identidade-Própria no mundo, seu valor e seu papel como mulher são redefinidos. Nossos papéis antes da maternidade são muitas vezes múltiplos, incluindo carreiras, relacionamentos e níveis de auto expressão e liberdade que mudam dramaticamente quando percebemos a imensa dedicação ao longo da vida que é necessária como pré-requisito para a maternidade.

No entanto, quando reconhecemos o verdadeiro valor de nosso sacrifício e devoção, abraçando a facilidade e o prazer naturais da maternidade — sem resistência causada por dados e lixo — reconhecemos em particular dentro de nós mesmos, dentro de nossas famílias e dentro de nossas sociedades que não há mais ninguém no mundo que está melhor equipado ou mais capaz de ser mãe de nossos filhos do que nós mesmas, assim aceitamos nossos novos papéis com paz e benção.

"No Eunuco Feminino, argumentava-se que a maternidade não deveria ser tratada como uma carreira substituta: agora eu argumentaria que a maternidade deveria ser considerada como uma opção de carreira genuína ... A imensa recompensa das crianças é o segredo mais bem guardado no mundo ocidental " -
Germaine Greer

A vida nova exige a faísca da divindade. Toda nova vida que nasceu foi inspirada pelo Divino; portanto, a própria manifestação de gravidez e maternidade demonstra que o Divino escolheu esse caminho para nós. Transformar-se em mãe é a nossa primeira prioridade nesta vida — criar crianças da melhor maneira que podemos, no amor e na luz, e com inspiração verdadeira.

Somos a origem do matriarcado, a origem dos valores matriarcais e as mães de todas as gerações, homens e mulheres. Todos os homens são nossos filhos e irmãos primeiro antes de serem nossos maridos, pais e avós. Todas as mulheres são nossas filhas e irmãs primeiro antes de serem esposas, mães e avós. Nós somos as mães das gerações futuras.

Como mães, nossa prioridade e nossa identidade é amar. Isto é vital, não só para o nosso próprio filho, mas para o mundo inteiro, pois quando amamos e enchemos o coração do nosso filho com amor e segurança ao limpar dados errados, então tudo o que enche nossas ações é a Divina Perfeição. Quando nos encheremos de amor, nós também encheremos outros com amor, e eles propagam em frente ao mundo. O amor é a força mais poderosa do universo, e o perdão é aquela permissão mágica que permite que o amor do universo derrame e transforme qualquer coisa em luz, o amor e divindade.

Na essência do cristianismo o conceito é de que o amor de Deus é eterno, incondicional e onipotente. O amor de Deus está sempre disponível para nós, mas nossa escolha de aceitar ou rejeitar esse amor depende de acreditar ou não que nós merecemos. Sempre que dados errados se apresentam como uma barreira que limita ou retém esse amor, é fundamental perdoar a si mesmo e aos outros para permitir que o Amor Divino cure todas as feridas.

Como mães, aprendemos quão verdadeiro e fácil é amar nossos filhos incondicionalmente, e perdoá-los por qualquer coisa (especialmente quando eles pedem nosso perdão); de fraldas sujas, arranhões de pequenas unhas, desenho nas paredes e qualquer coisa que a criança faz enquanto cresce. Como pais, podemos entender melhor o amor que o Divino sente por nós, pois somos seus filhos e sempre quer o que é melhor para nós, assim como fazemos para nossos próprios filhos.

"Nossos corpos são gerados por nossa mãe humana; nossas almas são originadas da Mãe Divina ou Universal ...." [23].

"Sua mãe está em você, e você está nela. Ela o suporta, ela lhe dá vida. Foi ela quem lhe deu o seu corpo, e para ela que você um dia irá devolver. Feliz, você é quando você conhece ela e o seu reino; se você receber os anjos da sua mãe e se você fizer suas leis. Eu digo verdadeiramente que, quem fizer estas coisas nunca passará por doenças. Pois o poder de nossa mãe está acima de tudo ... o homem é filho da mãe terrena, e dela o filho do homem recebeu todo o seu corpo, assim como o corpo do bebê recém-nascido nasceu do

ventre de sua mãe. Eu digo verdadeiramente, você é uma pessoa com a mãe terrena; ela está em você, e você está nela ... para sua mãe suportá-lo, ela mantém a vida dentro de você. Ela lhe deu seu corpo, e ninguém, exceto ela, cura você. Feliz é aquele que ama sua mãe e fica quieto em seu peito. Pois sua mãe ama você, mesmo quando você se afasta dela. E quanto mais ela o amará, se você voltar para ela novamente? Eu lhe digo verdadeiramente, muito grande é o seu amor, maior do que a maior das montanhas, mais profundo que o mar mais profundo. E aquele que ama sua mãe, a terá para sempre. Como a galinha que protege suas galinhas, como a leoa e seus filhotes, como a mãe seu bebê recém-nascido, a mãe terrestre protege o filho do homem e de todo o perigo e de todos as coisas que fazem mal." [22].

Os Primeiros 40 Dias

Os primeiros 40 dias (um dia para a gestação de cada semana), ou pós-parto, é um período de tempo reservado pela natureza e é reconhecido por quase todas as culturas do mundo como um tempo de grande significado — espiritual, físico, emocional e mental.

É um momento de limpeza física e purificação, em que o corpo da mãe derrama o conteúdo e o revestimento do útero (como uma menstruação prolongada). O útero irá gradualmente reduzir em tamanho ao seu peso antes da gravidez. As mães também apresentarão excesso de água, muitas vezes através de suores noturnos.

É uma época de costumes especiais e tabus; nenhuma relação sexual é permitida, e nada deve ser inserido na vagina (incluindo tampões), pois deve ser tomada uma precaução especial para proteger o útero da infecção enquanto o colo do útero ainda está aberto.

Muitas culturas reconhecem dietas especiais que consistem em alimentos densos em nutrientes para a recuperação da mãe, e fornecem sucesso no início da amamentação.

Todos os alimentos tradicionalmente estarão preparados para a nova mãe por amigos, parentes, membros da comunidade ou enfermeiras especialmente dedicadas conhecidas como "Babás das Mães" ou doulas de pós-parto. Elas também precisam cuidar das tarefas domésticas, ajudar com o cuidado de outras crianças e proporcionar um santuário para a nova mãe e pai (e todas as crianças existentes) se relacionarem com o novo bebê à medida que aprendem a se adaptar às novas dimensões de sua família e relacionamentos.

O amor é tão instintivo que passar as horas é sempre um momento maravilhoso, olhando os dedos do pé, aninhando e pegando em seus braços ou oferecendo ao bebê a amamentação natural. Esta "Lua do bebê" permite a adaptação gradual e apoiada da mãe e do pai às suas novas responsabilidades e rotina. Também oferece a oportunidade da mãe dedicar qualquer tempo livre (tempo de sono do bebê) ao autocuidado — desde a recuperação física, até a meditação e a introspecção espiritual —

em vez de se sentir pressionada para lidar com tarefas domésticas, cozinha e outros afazeres neste precioso momento de paz.

É essencial ter um apoio verdadeiro e prático à mãe durante as primeiras semanas pós-parto. Qualquer esforço por parte da mãe deve ser de alegria e inspiração. Se ela se sentir inspirada a lavar roupa, tomar banho ou cozinhar uma refeição, então ela deve ter permissão para fazê-lo, mas nunca se sentir obrigada, pois essas tarefas podem ser realizadas por outros. No entanto, sua tarefa como mãe, introduzir uma nova vida ao mundo, só pode ser feita por ela. A contribuição da mãe para o cuidado de seus filhos é tão única que ninguém mais pode substituí-la.

A prática de Ho'oponopono deve ser um protocolo contínuo neste momento, limpando todos os dados errôneos do ambiente e do karma da família, de modo que apenas a luz Divina guie a nova família em suas ações. Todos devem se limpar e serem limpados pelo amor. A inspiração deve sempre ser reconhecida e os conselhos, julgamentos e sugestões não solicitados de outras fontes devem ser evitados, ignorados e reconhecidos pelo que eles são, apenas dados antigos do passado.

Tenha fé e confiança. Tenha fé no universo, fé no Divino e fé pela determinação, pois é essencial durante este período.

No mundo moderno, a recomendação mínima para o cuidado pós-parto seria contratar uma empregada doméstica por 1 mês após o parto para cuidar das tarefas e ajudar com outras crianças (embora uma doula pós-parto seja capaz de oferecer mais suporte especializado), ainda não interrompendo o espaço sagrado que fornece o santuário para a nova família.

Idealmente, a mãe, seu bebê, seu parceiro/marido e quaisquer outros filhos terão a oportunidade de permanecerem protegidos do resto do mundo (preparados, atendidos, etc., por comunidade, família ou assistente pago) até que eles estejam prontos para emergir, sem qualquer estresse, tensão, expectativa ou obrigação.

É importante ter acesso ao suporte para que ele esteja disponível, se necessário, mas nunca imposto. Apresentar o novo bebê ao mundo satisfaz a curiosidade de outros, mas não necessariamente beneficia o novo filho ou a nova família, por isso pode ser adiada para uma data posterior.

As mães precisam de tempo, não só para se adaptarem aos seus novos bebês enquanto os amamentam, mas também para equilibrar seu tempo com seu marido/parceiro e outras crianças. Se este é seu primeiro filho, as mães e os pais também devem aprender os cuidados básicos necessários com o bebê.

Não subestime tudo o que tem que acontecer, mas não complique também. Deixe a si mesmo, tudo vir naturalmente. Se houver resistência, use qualquer uma das ferramentas de limpeza mencionadas neste livro, ou qualquer outra que venha até você através da inspiração para permitir que você limpe os dados e restaure-se ao Zero, paz interior e liberdade.

"Em nossa própria espécie, ao contrário da maioria dos outros, é necessário ... que a mãe seja impressa sobre o bebê, porque um bebê humano é muito indefeso para seguir qualquer um ou mesmo para fazer qualquer coisa a não ser manter contato com sua mãe além de alertá-la se ela não consegue atender às suas expectativas. Este impulso de impressão é tão importante é tão fortemente arraigado na mãe humana que tem precedência sobre todas as outras considerações que ela possa ter; não importa quão cansada, não importa quão faminta, sedenta ou motivada por interesse próprio, o desejo de alimentar e confortar este total estranho é sempre mais importante. Se não fosse assim, não teríamos sobrevivido a todas essas centenas de milhares de gerações. A impressão, é orientada para a sequência de eventos desencadeados hormonalmente ... Quando, então, um hospital moderno de repente produz a Hora do bebê, ou mesmo minutos, depois que a mãe entrou em estado fisiológico de tristeza, o resultado é frequentemente que ela sente culpada por não poder "entrar na maternidade", ou "amar muito o bebê" [24].

"Tornar-se mãe sugere uma transformação tão profunda que implica que, uma forma se transforme em um novo estado de ser. A transmutação de si e a alquimia inerente que ocorre durante esta passagem é semelhante a uma lagarta que morreu para se tornar uma borboleta. Um processo radical ... somos transformados e renascidos em um novo estado de ser. Através desta vida que ocorre e é uma que merece ser falada, abraçada e celebrada ... honrada, pois é uma entrada em uma antiga força arquetípica, a

jornada que é a descoberta de nossa experiência de ... tornar-se mãe. Mães e avós e todas as mulheres de todos os tempos caminharam. É importante, é poderoso, bonito, desafiador, é empoderador, é a abertura do coração a tudo que é abrangente. Não há nenhuma dúvida que a experiência nos define." [21].

"O que é importante é a entrega e a entrega espontânea de uma mãe. Ela abandona a vida para cultivar a vida de seu filho. Esse estado de vida inocente, simples e renascido é a atividade mais importante que podemos fazer" [14].

As culturas centradas na mãe são sociedades que se formam em torno do vínculo mãe-filho. Tornar-se mãe abre um novo mundo, um novo universo e um novo paradigma que de outra forma foi escondido de nossa visão. Isso ocorre porque a sociedade moderna geralmente compartimenta a maternidade e segrega-a da sociedade, em vez de abraçá-la, e construí-la em torno desse vínculo essencial mãe-filho. Embora quase todas as mães expressem satisfação com suas vidas como mães, poucas delas recebem reconhecimento externo no mundo moderno, como de outra forma teriam recebido em culturas mais tradicionais. Encontrar o apoio emocional para este tempo transformador é primordial para a paz mental da mãe, pois é bem-vinda por uma nova irmandade de apoio à maternidade.

O período pós-parto é uma bela oportunidade para aqueles que estão ao redor da mãe para expressar seu apreço e amor pela nova família, especialmente quando eles são solicitados por ajuda específica e prática, como fazer tarefas, ou lidar com situações domésticas, etc. Todos nós merecemos ser amados, e se tornar um pai/mãe pode nos ensinar e nos lembrar de qualquer coisa, então é a grande alegria que vem de amar outro, cuidar e atender às suas necessidades genuínas.

"O que mais você pode dar, exceto algo de você?" [9].

Compartilhar princípios e ferramentas de Ho'oponopono com outras mães novas em sua área pode ser uma oportunidade maravilhosa para construir relacionamentos inspiradores, e redes de apoio para você e para aquelas que passarão pela maternidade depois de você. Sinta-se à vontade para compartilhar o conteúdo deste livro. Se você está interessado em uma maior exploração de Ho'oponopono, há uma variedade de recursos disponíveis. Ofereço workshops sobre uma variedade de assuntos relacionados ao nascimento e entre outros, treinamentos e serviços com base em Valdivia, Chile, América do Sul. Eu adoraria ter a oportunidade de compartilhar meu trabalho em outros locais ao redor do mundo e receber convites. É possível entrar em contato comigo através dos meus sites Ho'oponopono Nascimento™ www.hooponoponobirth.com e Ho'oponopono Doula™ www.hooponoponodoula.com de Ho'oponopono Website.

Cuidados-Pai

"Cada um de nós é uma onda em um grande oceano. Minha mãe, e meu pai, estão em mim como eu estava neles." [25].

Tornar-se pai afeta a identidade de um homem tão profundamente quanto a transformação que a maternidade tem em uma mulher. A menos que ele tenha um modelo de papel forte e positivo para imitar, um homem é ainda menos apoiado pela sociedade moderna na definição de seu novo papel que uma mulher. As mulheres carregam os bebês, os alimentam nos seios e, por necessidade, estão em contato direto com seus filhos durante a maior parte de suas vidas. Esse mesmo imperativo biológico não existe para o pai se relacionar com seu filho, nem suas responsabilidades são tão claramente definidas e esboçadas. No entanto, os pais são imensamente importantes, e há uma grande distinção entre um bom pai e um mal e ausente.

Cada criança nasce do pai e da mãe. O equilíbrio das energias masculinas e femininas e o equilíbrio dentro das personalidades dos pais, juntamente com seus conjuntos de habilidades e divisões de trabalho, promovem a harmonia e apresentam a criança com seu conceito básico do que representa "normal" em relação à cooperação entre homens e mulheres e suas interações. Os pais nos mostram como ser e como agir. Tudo o que observamos a partir de seus relacionamentos e comportamentos fornece nossa principal programação, fazendo com que percebamos o mundo.

Como bebês, nossa mente consciente está subdesenvolvida, e não filtramos nossas experiências. Em vez disso, nós as absorvemos completamente e aprendemos perfeitamente através da observação e imitação. Dizer a uma criança algo, não é o mesmo que ensinar uma criança. Mostrar a uma criança de forma consistente, dia após dia, é a única maneira que a criança aprenderá.

Como mães e pais, representamos os homens e as mulheres do mundo para nossos filhos. É somente assumindo 100 por cento de responsabilidade para nós próprios e criando alinhamento com a Inspiração Divina, que somos capazes de demonstrar o melhor exemplo possível, para que nosso filho absorva essa perfeição como o modelo "normal", que eles usaram naturalmente à medida que crescem e amadurecem.

Integridade, honra, congruência, autenticidade, honestidade, paciência, amor e compaixão. Nossos primeiros exemplos vêm de nossa casa. Os relacionamentos que temos com os nossos pais e as nossas mães moldam-nos para quem nos tornaremos. Mesmo quando nossas vidas evoluem através da autorreflexão e da contemplação consciente, todas as nossas jornadas começam com nossa família, e nossa família irá influenciar muito nossa impressão e nossa percepção do que é possível neste mundo. Os modelos positivos do papel, macho e fêmea, são essenciais. Quando ambos os pais são fortes e verdadeiros, e amorosos uns com os outros, então esses são os modelos que buscamos e emulamos em nossa vida.

Não há duas pessoas exatamente iguais. Na maioria dos casais, a interação é complementar, os conjuntos de habilidades são complementares, e onde há uma fraqueza em um dos pais, há força no outro. Sermos bons para nós mesmos (congruentes) e ser bons com os outros (especialmente nossos parceiros e crianças), é a maneira perfeita de garantir o melhor futuro de nossos filhos.

A sociedade moderna abandonou o pai e o apoio às mães solteiras — além de necessário e admirável — agravou a ideia de que os pais são supérfluos, mas nada pode estar mais longe da verdade. Certamente, não ter pai é melhor do que um abusivo ou negligente, mas o pai ideal é insubstituível, como a mãe também é.

Quando a maioria dos homens olha para fontes externas para definir o sucesso de um homem, eles são bombardeados com dados errôneos que fornecem todo tipo de absurdo da importância da riqueza material, das habilidades físicas, conquistas e conquistas sexuais — todos os quais são vícios cumulativos e poços sem fundo que nunca podem ser satisfeitos porque nada é suficiente, uma vez que essas coisas não satisfazem verdadeiramente as necessidades, acabam por satisfazer somente (e temporariamente) desejos artificiais.

A mentalidade do consumismo tem sobrecarregado nossa programação social em relação a publicidade e produtos, que começou a infiltrar em todos os aspectos de nossas vidas, até mesmo nossos relacionamentos pessoais. O adolescente médio consome 10 horas de mídia e está exposto a mais de 3 000 imagens de marca todos os dias. *"Sustentando uma definição de masculinidade que foi sequestrada por um... boneco do Ken, falta de uma constituição moral, respeito próprio e confiança autêntica.....Mídia que glorifica a violência contra as mulheres, que são inerentemente desrespeitosa, que são hiper sexualizadas e objetificadoras...você está no piloto automático e você foi programado para pensar dessa maneira, a você foi entregue um roteiro que alguém lhe deu uma definição do que é legal que nem sequer é sua, e você tem a audácia de adotá-lo como se estivesse sendo original...Não estou aqui para lhe dizer como viver sua vida.............Eu simplesmente estou convidando você a ser corajoso o suficiente para comandar sua própria vida, criar suas próprias definições e pensar por si mesmo."* Conversa de Alexis Jones' TEDx: "Conversa do Quarto Trancado"? Quem diz? na conferência de TEDxUniversityofNevada

Esses programas estão fora de controle, eles não servem para nosso bem maior, e trabalhar com Ho'oponopono para apagá-los é muito útil.

"Algumas pessoas são tão pobres, que tudo o que eles têm é dinheiro". Bob Marley

Em nenhuma parte, vimos paternidade (paternidade sustentada, devotada e dedicada) comemorada nos meios e na sociedade. Um homem pode inspirar a admiração em outros em sua capacidade de atrair muitas mulheres, dirigir carros rápidos, beber grandes quantidades de álcool, muitas baladas, ou acumular altas quantias em sua conta bancária, e raramente existem heróis retratados na mitologia moderna em seus papéis como pais responsáveis. É hora de intimar a cultura popular para ampliar a definição de masculinidade.

A Paternidade (como também a maternidade) é tão essencial, tão importante para a nossa cultura inerente, e o conceito de pai é tão poderoso que não pode ser negado. Mesmo aqueles que nunca tiveram um pai buscam a benevolência onipotente de um pai celestial, ou se consomem nos limites definitivos do direito ou da ciência como um meio para se sentir seguro.

Durante gerações, os homens foram ensinados que seu papel como pais era meramente em suas capacidades como sustentadores de família. A sua contribuição única e vital foi a garantia da segurança e do apoio da família, sacrificando-os a fim de trabalhar por dinheiro.

"Algumas pessoas são tão pobres, que tudo o que elas têm é dinheiro". Bob Marley

Durante gerações, os homens amorosos, ternos e devotos foram banidos de suas famílias para ganhar "a vida" em um mundo que segregava os trabalhadores, em vez do pai-filho mais natural, pai-filha, mãe-filho, mãe-filha atividades comunitárias e estagiários que tradicionalmente ensinavam as crianças ao lado de seus pais.

Descobrir o sentimento de identidade de alguém como pai é, em muitos aspectos, mais desafiante do que descobrir a própria identidade como mãe. Os primeiros 40 dias pós-parto e dias posteriores, é um período emocionalmente intenso para homens e mulheres, e merece ser reconhecido como tal.

O "Lua do Bebê" é um momento de grande ajuste. Os pais naturalmente amam seus filhos; os homens são infinitamente capazes de ternura, gentileza, empatia, compaixão e devoção. É preciso tempo para descobrir como eles podem expressar sua própria necessidade de se relacionar com seus filhos e se adaptarem ao relacionamento com sua esposa, quando sua atenção é dividida entre ele e seus filhos, seus próprios ajustes na maternidade, bem como sua perda da independência (pois seu filho agora depende dela mais do que ele poderia ter antecipado).

Os ajustes em cada relacionamento podem levar tempo, mas eles são muitos valiosos. Tornar-se pai e cumprir o papel de pai como contrapartida para a mãe, marido pela mulher, é imensamente gratificante. Como pai, você prepara o palco para o contentamento do seu filho como pai em sua vida futura, e fornece o modelo de devoção que irá cativar sua filha quando ela buscar um companheiro para toda a vida, com quem vai criar seus netos. Ao respeitar os homens como pais, fornecemos papéis consistentes e admiráveis para nossos filhos e exemplos positivos de maridos e parceiros para nossas filhas.

É essencial que as nossas comunidades ofereçam apoio e cuidados aos novos pais, assim como devemos aprender a fazer com as novas mães e bebês. Não é razoável esperar que um pai atenda os papéis e as responsabilidades da mãe, bem como ela dos seus, enquanto ele redefine a si mesmo e sua identidade enquanto conhece seu filho novo e belo, e adapta seus padrões de rotina e sono com os cuidados da criança. Suporte Pós-Parto é vital. Doulas pós-parto — onde a família é extensa e as comunidades não fornecem esses serviços e atendem a essas necessidades — são tanto para o benefício dos pais quanto para as mães.

Planejar o período pós-parto e a organização da "Lua do Bebê" para o pai e a mãe criam um santuário, sem expectativas externas, e são ótimas para consolidar o vínculo da nova família. A importância do cuidado do pai não deve ser negligenciada.

Idealmente, você terá suporte e cuidado para as primeiras semanas com todo o trabalho doméstico (lavanderia, cozinha, limpeza, etc.) sendo atendidos por outra pessoa, para que sua nova família possa se concentrar 100 por cento em si mesma. Esta é a única chance de você tem de fazer uma primeira impressão na vida do seu filho, por isso tem que ter prioridade sobre todo o resto.

Os homens podem exigir apoio emocional de seus próprios pais e da sua parceira, enquanto navegam sua transição como indivíduo, ou marido para pai. Como em todos os aspectos da vida, os mentores podem ser inestimáveis. O nascimento é poderoso tanto para homens quanto para mulheres, e os homens (sendo os solucionadores de problemas naturais que são) devem assumir o seu lugar e agir de fé, em vez de controlar e tomar decisões. Eles devem depositar sua confiança nos instintos naturais da mãe e no Espírito para garantir o nascimento seguro de sua amada criança e a passagem segura de seu amado companheiro.

Em muitas culturas, os homens foram protegidos desde o nascimento, não por falta de capacidade, mas simplesmente porque sua própria falta de experiência e contribuição para o processo de parto pode ser um desafio emocional e espiritual intenso. De muitas maneiras, o parto é um processo de rendição para os homens também.

A sociedade tem a expectativa que os homens venham ao resgate e solucionem problemas; eles são os que caçam a carne, nos defendem do perigo e consertam a pia. Quando veem as mulheres em trabalho de parto, especialmente mulheres com que se importam, muitas vezes precisam de uma enorme quantidade de fé para não intervir ou ser vítima de sentimentos de desamparo e desespero. Talvez isso possa ser visto como a base do conceito de parto médico das famílias patriarcais como uma patologia a ser tratada, como um processo natural a ser facilitado e apoiado.

Ho'oponopono nos dá algo para fazer em todos os momentos, para melhorar as coisas. Ao limpar, estamos mudando nossas vibrações e o mundo que nos rodeia, e permitindo apenas o que é certo para o nosso bem mais elevado se manifestar.

Ao fornecer as ferramentas de Ho'oponopono aos pais,

estamos capacitando-os a contribuir de forma profunda para o nascimento, gravidez, paternidade e vida familiar. Limpeza. Sempre limpando.

Muito é pedido dos novos pais e somente o melhor é bom o suficiente para o trabalho. Isso ajuda a lembrar que todos os problemas (juntamente com todas as opiniões, lutas, reações de estresse, explosões emocionais, etc.) são apenas uma repetição de dados antigos e que todos são perfeitos na sua essência. É limpando todos os dados do lixo e velhos programas e memórias, que podemos restaurar ao seu estado natural de perfeição e garantir a harmonia em nossas experiências.

Um dia, você terá a oportunidade de ensinar a prática Ho'oponopono aos seus filhos para que eles possam formalizar o treinamento que eles receberam observando sua prática, para se torna parte da vida diária deles.

As práticas de limpeza de Ho'oponopono, e o princípio de assumir 100% de responsabilidade por tudo o que surge em nossa experiência, é um reflexo do que está acontecendo dentro de nós. A sabedoria empoderada que podemos alcançar ao limpar os dados e eliminar nossas expectativas, pode ser de uso particular quando se ajusta à nova vida de uma mãe ou pai.

Compreender e apreciar a contribuição do pai é de vital importância para reafirmar seu relacionamento como pai, e estabelecer paradigmas positivos para os papéis dos homens e dos pais nas vidas de seus filhos e filhas. Quando você honra mães e pais, você fornece futuros honoráveis para suas crianças crescerem.

O mesmo pode ser dito das avós e avôs. Quando honramos os mais velhos, não só nós garantimos que eles recebam o respeito que eles merecem, e permitam que compartilhem o que nos proporciona benefícios de sua experiência, mas também estamos assegurando que haja um papel positivo e valioso para nós preenchermos quando alcançamos esse estágio em nossas próprias vidas.

A paternidade é talvez a maior prova da masculinidade — não a capacidade de engravidar uma mulher, mas a capacidade de ser responsável pela formação da vida de uma criança para que eles sigam o Espírito de todas as maneiras. É um testemunho da identidade e definição do homem.

Nossa realidade é alterada, respondendo com amor ao nosso filho e um ao outro em todos os momentos, e nos adaptando a um novo ritmo que se desenrolará naturalmente como nossa principal prioridade. É preciso Fé, Rendição, e Liberação. Quando você vive pelo presente, mesmo que seja somente naquelas primeiras semanas, você encontrará um novo modo de vida que trará alegria e equilíbrio para sua família. Não tente recuperar a vida que teve antes de se tornar pai ou impor expectativas sobre a vida que você imagina no futuro; em vez disso, limpe tudo o que surge e viva na inspiração.

Como com todos os conselhos e opiniões que eu ofereço neste livro, e no meu trabalho como educadora de workshop, doula, formadora e educadora de parto, falo daquela voz divina de inspiração que é congruente comigo e meu caminho de vida, propósito e plano. A única voz que você ou qualquer outra pessoa precisa ouvir é aquela voz que vem diretamente a você da Inspiração Divina, e Ho'oponopono é uma metodologia profunda para eliminar qualquer resistência ou interferência a essa voz, e ajudá-lo a reconhecer e agir na autenticidade dessa voz quando você a ouvir. Sempre siga aquele conselho que vem do Divino. Pois o Divino sabe o que é certo para você.

Ao compartilhar Ho'oponopono, como eu experiencio, eu estou limpando minhas próprias experiências e tentando falar somente com o que ressoa em você.

"Absorva o que é útil, descarte o que não é. Adicione o que é somente seu" - Lee de Bruce

Cuidado-Bebê

"De acordo com muitos cientistas, apenas os bebês veem o mundo como ele é. Eles veem a versão completa da realidade porque eles têm menos dados que filtram a entrada do que vem para eles." [3].

"Vêm a mim como uma criança, disse Deus" - Dr. Hew Len

Uma vez que seu filho nasça, eles absorverão completamente o mundo à sua volta, sem um filtro. Todos os dados que os rodeiam ficam impressos em sua consciência, moldando sua neurologia e criando padrões de pensamento e comportamento que se tornam uma parte fundamental de seu caráter e identidade-própria. Como pais, quando praticamos a limpeza e nos esforçamos para agir em todos os momentos apenas a partir da Inspiração Divina — sem influência dos programas que se reproduzem através de influências externas — asseguramos que o estado Zero seja restaurado e mantido para o desenvolvimento ideal de nosso filho, guiado pelo Espírito, em alinhamento com o Divino.

O caminho da menor resistência, a maneira mais fácil, é uma vida cheia de alegria, abundância e amor. É nosso trabalho limpar nós mesmos. Se estivermos limpos, se estivermos em Zero, não passamos nenhum vírus de dados para nossos filhos.

A limpeza é sagrada. É espiritual. Tente lembrar disso quando estiver pegando brinquedos e lavando roupas nos próximos anos.

Confie em seus instintos, sua inspiração e especialmente seu filho. Nossos filhos são tão próximos da perfeição do que podemos experimentar nesta vida. Se uma criança chora, eles têm uma verdadeira necessidade. Sempre os conforte. Pode ser tão simples como uma pista para mais leite, alertando-o para uma fralda que precisa de troca, dor física de cólica/gases presos, uma coceira que eles não têm ideia de como arranhar, solidão e uma sensação desconhecida de separação depois de viver durante os últimos 9 meses no útero de sua mãe. Seja o que for, a necessidade é real e precisa ser abordada. Sempre procure o motivo e limpe-o, pois, o amor limpa tudo. Cante canções de ninar de Ho'oponopono.

Amamente seu filho sob demanda, sempre que eles

acordarem. Se alguma coisa, dentro de você, alerta para uma preocupação com seu desenvolvimento, crescimento ou saúde, pesquise sobre isso. Mantenha seu bebê o mais perto possível que puder e o quanto desejar. Slings e carregadores de bebê podem ser imensamente úteis, e são essenciais.

Considere dormir com seu bebê em seus braços. A menos que você esteja medicado ou tome medicamentos, então você estará mais atento aos estados de sono/despertar do seu bebê, e dormir juntos oferece muitas vantagens. Isso inclui menos interrupção para a mãe e o pai para as refeições noturnas, assistência na manutenção da temperatura, controle na criança e assistência na estabilização dos padrões de respiração (estamos ensinando o subconsciente da criança a respirar constantemente, fornecendo um exemplo contínuo da nossa própria respiração).

Dormir em conjunto reduz o risco e a probabilidade de morte do berço (por exemplo, Síndrome de morte súbita do lactente ou SIDS) e pode alertá-lo imediatamente sobre os perigos da criança. É a coisa mais instintiva a fazer, e é por isso que a maioria das mães dormem com seus filhos em seus braços, em vez de colocá-los em sozinhos em outras salas.

"Uma mãe amamentando o seu bebê compartilha ciclos de sono e sonham em uníssono, então a mãe provavelmente não será despertada por seu bebê durante os sonhos ou sono profundo. Uma mãe descansada é uma mãe paciente!" [26].

Decida antecipadamente o tipo de fraldas que você vai usar. Alguns de materiais biodegradáveis são muito convenientes, especialmente quando você está fora de casa. Além disso, você pode comprar ou fazer uma variedade de fraldas de pano ajustadas em uma variedade de tamanhos. Alternativamente, você pode querer considerar a o instinto do seu filho e a eliminação das fraldas, depende do desenvolvimento de um sistema de comunicação dedicada e atenta entre o pai e filho.

Considere comprar apenas o básico para começar, pois qualquer coisa que você realmente precisa pode ser comprada em uma data posterior, e não é bom gastar dinheiro em coisas que você não precisa, que apenas irá desordenar seu ambiente. Seu recém-nascido deve poder dormir com você na cama da família, o que permite um excelente acesso à amamentação ao longo da noite, mantendo os distúrbios do sono ao mínimo. Mães e bebês que dormem juntos sincronizam as ondas cerebrais e os estados dos sonhos. Se você tem preocupações, a melhor coisa é uma cama lateral que pode ser anexada à sua cama. Nunca coloque um bebê recém-nascido em um quarto separado para dormir. Nenhum bebê necessita de um berçário, o que necessita é o máximo possível de contato com seus pais.

Se você está amamentando, o leite sempre estará pronto e disponível sempre que o bebê precisar dele e você não terá que se preocupar em comprar ou aprender sobre usar mamadeiras e fórmulas. Um Sling ou outro portador de bebê é o acessório ideal, pois libera seus braços e mantém o seu filho em seu lugar favorito, aconchegado ao lado da mamãe ou do pai tanto quanto possível. Eu prefiro Slings que podem se adaptar a todas as idades, proporcionar segurança máxima e distribuir o peso crescente do bebê uniformemente sobre o corpo da mãe. O bebê precisará de roupas, mas mantenha-as simples à medida que os recém-nascidos crescem tão rapidamente que, no momento em que o período pós-parto acabar, provavelmente terão perdido um ou dois conjuntos de roupas. Os tamanhos de bebês recém-nascidos variam, então certifique-se de ter uma roupa pequena, recém-nascida, 0/3 meses, etc., apenas para ter certeza de ter algo para vesti-los nos primeiros dias. Se há algo que você precisa depois disso, então você pode enviar pai ou doula para comprar as coisas conforme necessário. Tente evitar tecidos sintéticos, como macacões de microfibra, e escolha materiais naturais como algodão, seda ou lã.

Os brinquedos são desnecessários e inúteis para o recém-nascido. Na verdade, eles não entenderão nada até que tenham pelo menos alguns meses de idade, e tudo em seu mundo é novo e emocionante, então você não precisa encontrar nada especial, apenas itens que são seguros, como colheres de madeira e algas secas para coçar os dentes quando chegar a hora.

Os assentos de carro são obrigatórios e podem ser duplicados como um berço portátil para colocar bebês, e podem ajudá-lo a manter-se atento enquanto você faz as tarefas em sua casa.

Outra consideração importante é o que você coloca na pele do seu bebê. Certifique-se de que todos os sabonetes, shampoos, e cremes hidratantes que você usa são tão naturais quanto possível e apenas perfumados com óleos essenciais (ou hipoalergênicos e sem fragrância). Se você usar toalhinhas úmidas, faça suas próprias ou tenha muito cuidado, considere comprar toalhinhas úmidas hipoalergênicas, sem fragrância e sem álcool (biodegradáveis de preferência), uma vez que muitas toalhinhas úmidas podem causar reações alérgicas e criar ou exacerbar erupção cutânea das fraldas .

As mães que amamentam podem e devem ter cuidado com sua dieta, pois alguns alimentos podem ajudar a promover um leite abundante; no entanto, alguns alimentos, como álcool ou cafeína, podem entrar no leite materno e produzir efeitos nocivos para o bebê.

Se o bebê sofre de cólica (e o sofrimento pode ser intenso), então você pode considerar a eliminação das seguintes substâncias da sua dieta: café, chá verde, alho, pimenta, produtos lácteos, soja e outros alérgenos comuns. Em algumas partes do mundo, existem boas bactérias em vegetais lacto-fermentados como o suco de chucrute (não pasteurizado) e podem ser administrados a recém-nascidos para inocular seu sistema digestivo e ter uma ótima digestão.

O carvão ativado pode ser administrado à criança para ajudá-los a liberar com facilidade os gases presos. Palmadinhas na barriga/traseiro, e amamentação na posição sentando pode também ser útil até que aprendam como se mover e rastejar (movimentos que fornecem a liberação dos gases presos).

Vestir o bebê também pode ajudar a combater o desconforto causado pela digestão.

Muitas mulheres são aconselhadas a não brincar, esfregar, massagear ou distrair seus filhos durante a amamentação. No entanto, os neurônios de um bebê realmente respondem à estimulação do nervo final, o que significa que seus cérebros crescem quanto mais abraçamos, acariciamos e tocamos.

Não deixe nada (ou qualquer pessoa, ou qualquer dado) entrar no caminho do que a inspiração lhe diz para fazer. Parece natural amar, abraçar, alimentar e cuidar de seu filho porque é natural e é o que você deve fazer. Na dúvida, limpe. Limpe a si mesmo, bem como suas reações, suas dúvidas, seus maus hábitos e seus medos. Limite tudo, porque são apenas dados, e não são importantes, necessários ou Divinos. Somente a inspiração é Divina.

Eu te amo. Sou grato. Eu te amo. Sou grato.

Você naturalmente repetirá esse mantra ao seu filho dia após dia. Eu te amo, obrigado por se tornar meu filho. Obrigado por abençoar a minha vida. Eu te amo.

Se você tem alguma música Ho'oponopono (subliminar), pode ser tão calmante para o bebê após o nascimento, como é para a mãe e o bebê durante o trabalho de parto.

Conclusão

Nossos filhos são nossas maiores bênçãos. Como espelhos, eles refletem de volta todos nossos erros e enganos, e todas as nossas capacidades, perfeições e amor. Amar nossos filhos é amar a nós mesmos e amar a nós mesmos é amar nossos filhos.

"O melhor presente que podemos dar aos nossos filhos é amar a nós mesmos. Desta forma, eles podem observar pelo nosso exemplo...amar a eles mesmos sem necessidade de procurar amor em lugares errados." [1].

Sempre que a desarmonia e o desequilíbrio aparecem em nossos relacionamentos com nossos filhos, assim como nas relações que temos com todos os outros no mundo, temos a oportunidade de reconhecer e limpar dados incorretos dentro de nós mesmos. As crianças absorvem tudo de que elas estão expostas, desde manias até crenças, hábitos, comportamentos e habilidades interpessoais - até mesmo doenças e padrões de doenças. Quando algo surge em nossos filhos, sabemos que a origem está dentro de nós mesmos e que o único lugar para encontrar a solução está dentro de nós.

Ao assumir 100 por cento de responsabilidade, e usar as orações e ferramentas de Ho'oponopono para resolver essas questões com a luz pura e o amor do Divino, abrimos o caminho para a manifestação divina em todos os aspectos de nossas vidas, e as vidas daqueles ao redor de nós.

"Lembre-se, Deus criou seus filhos e sabe o que é perfeito para eles." - Mabel Katz

Quando seguimos a inspiração e confiamos em nós mesmos e em nossos filhos, então seremos orientados para o caminho certo, a resposta correta, a ação correta e as palavras certas em todos os nossos esforços.

O processo de Ho'oponopono é tudo o que precisamos. Paz, amor e bênçãos.

Glossário dos termos

Aloha - Estar na presença do deus.

Aumakua- "Aumakua, au significa atravessar o tempo e o espaço" e Makau significa 'Espírito Santo ou a Deus'.

Ha - inspirações

Ho'oponopono - Corrigir um erro.

I - Divino

Divine Kal - O Sol

Kalah - Perdão

Keola - *"... um nome para a criança interior, que significa "a vida... Ola é uma palavra muito grande, porque significa "Vida e tudo que a vida é". Isso significa saúde, bem-estar, salvação e todas as coisas que a Vida é como a vemos. O nome Keola significa todas essas coisas também. Significa também a força por trás da vida e a capacidade de compartilhar vida e bem-estar com todos aqueles que entrem em contato com você. Se olhássemos a vida como sendo uma luz, então, quando existe luz tudo na presença daquela luz é afetada."* [27].

Kahuna- Guardião Secreto

Mahalo Nui Loa- (Muito Obrigada) Mana- Energia, chi,

Ola- Vida

Ohana- Família

Pule- Oração/Cerimônia de Limpeza.

Uhane- Intelecto, mente consciente. Unihipili- o subconsciente.

Wai- Água

Apêndice - Ferramentas da limpeza

Respiração Ha

Nós respiramos a família, parentes e antepassados, nós respiramos pela mãe-terra. Nós limpamos para as gerações futuras, para os nossos descendentes.

Sente-se com os pés firmemente no chão e as costas retas. Toque seu dedo do meio com o indicador, encaixando cada mão em uma figura oito, e então solte suas mãos em seu colo. Este é o símbolo do infinito, de modo que a limpeza vai ser infinita.

Respire através de seu nariz.
Inale (energia Divina) contando até 7. Prenda a respiração até contar 7. Exalar por 7 contagens
Segure a respiração por 7 contagens
Este procedimento é considerado um ciclo. Complete 9 ciclos.

Água solar

Preencha qualquer garrafa de vidro azul que tenha uma tampa de plástico com água da torneira e deixe em plena luz solar (ou sob luz incandescente) por 15 Min - 1 hora. Isso irá carregar a água e programá-la como um dispositivo de limpeza para apagar todos os dados de qualquer coisa que entre em contato.

Frases da limpeza de Ho'oponopono

Retorne ao Zero.

Gota de Orvalho (Drew Drop Inn)

Papel Pega Mosca

Azul Gelo ou Gelo Azul (Céu Azul também funciona para mim)

Limite Zero

Interruptor de Luz

Bluebells (Flor)

Delete (pense ou diga)

Fonte da Perfeição

Esmeralda Verde

Indigo

Flor da vida/luz

Permita-se e Permita Deus.

Ceeport - Limpar Apagar Apagar volta à Porta (Zero).

Por favor delete todos os dados. (não oficial)

Alimentos

"Morangos e Mirtilos: Estas frutas anulam memórias. Podem ser comidas frescas ou desidratadas. Eles podem ser consumidos como geleias, gelatinas e até mesmo xarope de sorvete! " [5].

Chocolate Quente
 Chocolate — não é surpreendente, já que o chocolate era originalmente considerado sagrado pelo povo asteca e usado em cerimônias para alcançar o Divino.

Sorvete de Baunilha

Fatinha azul de milho

Mel cru Bastões de Doces

Amido de Milho

M&M

Água do coco (também pode comer o coco)

Framboesas. Minha experiência com framboesas é que é uma ferramenta de limpeza para todo o sistema reprodutivo feminino desde a menstruação até a fertilidade e a concepção, até a gravidez, parto e menopausa. Eu recomendo consumi-los (e chá de folha de framboesa).

Outros

Sálvia

Madeira Vermelha (Pau Brasil)

Planta de Samambaia

Sinos azuis

A flor amarela dupla do hibisco

O arco-íris

Água de rosas e óleo essencial da Rosa Otto (não oficial)

Adesivos e Pinos de Ceeport. Projetado pelo Dr. Hew Len e disponível em http://ihhl-ceeport.com

Borracha. Você pode carregar uma com você e tocar seu telefone antes de fazer uma chamada, etc. Da mesma forma, um controle remoto pode ser usado para "desativar" os dados.

 Quartzo e outros cristais (não oficial) - os cristais foram usados como dispositivos de limpeza por séculos. Os cristais podem ser programados especificamente para limpar. O Dr. Hew Len aconselha deixar o livro Ho'oponopono e o manual do curso SITH abertos no carro para ensinar o carro a se limpar, então tente colocar cristais em um livro Ho'oponopono aberto (talvez este) para que eles possam aprender a limpar e atuar como ferramentas de limpeza constantes e contínuas. Os cristais são muito duradouros, e eles podem se lembrar para sempre. Eles continuarão a limpar, mesmo se você os perder, liberando para o mundo, eles continuarão a limpar muito depois de terem ido embora.

Sal (não oficial) - Sal em um outro cristal. O mar limpa-se infinitamente e o sal e a água salgada foram usados durante toda a história para limpar e purificar. Tente programar os cristais de sal na sua cozinha (comprar sal marinho ou sal baixo, pois é mais saudável para você e tem mais minerais que o sal comum) para ser uma ferramenta de limpeza. Para que cada vez que você ou seus convidados usem sal em seus alimentos, o sal estará limpando os dados dos alimentos, e de seu corpo enquanto você assimila os nutrientes.

De acordo com a visão cosmológica havaiana e a de muitas culturas indígenas ao redor do mundo, todos os objetos são conscientes, incluindo objetos artificiais (quantos homens nomeiam seus carros?) E incluindo objetos inanimados. Tudo tem um Identidade-Própria; portanto, tudo pode ser ensinado Ho'oponopono. Dr. Hew Len   regularmente ensinou Ho'oponopono a cômodos, cadeiras, câmeras, carros, etc. Tente ensinar objetos em seu ambiente Ho'oponopono para que eles também possam limpar. Ensine seu telefone, seu computador, sua casa, sua cama e suas roupas. Ensine tudo e a todos a praticar Ho'oponopono e apagar os dados, para que possamos retornar ao Zero e experimentar a inspiração pura o tempo todo.

É um conceito muito importante para abençoar e limpar todas as coisas animadas e inanimadas, amorosas e expressar a gratidão por tudo o que contribui para o Divino na Terra e os muitos milagres que ocorrem devido à graça divina e à benevolência.

Twinkle Twinkle Little Star - (não oficial)

Bibliografia

[1]. The Easiest Way Special Edition: Solve Your Problems and Take the Road to Love, Happiness, Wealth and the Life of your Dreams - inclui a maneira mais fácil de compreender Ho'oponopono por Mabel Katz

[2]. The Power of Myth por Joseph Campbell com Bill Moyers.
[3]. Em Zero: The Final Secrets para"Zero Limits" The Quest for Miracles Through Ho'oponopono por Joe Vitale

[4]. Limites Zero: The Secret Hawaiian System for Wealth, Health, Peace and More por Joe Vitale e Ihaleakala Hew Len PhD
http://www.essenceofthedivine.com/hooponopono.htm

[5]. BLUE ICE: The Relationship with The Self: MsKr SITH® Conversations, Book 1 (Dr. Hew Lena and KamaileRafaelovich Self I-Dentity through Ho'oponopono®, MsKrSITH® Conversations) por Kamailelauli'I Rafaelovich LMT RMBA, Ihaleakala Hew Len Ph.D.

[6]. Morrnah Simeona Beyond Traditional Means: Ho'oponopono uma entrevista com... o Morrnah Simeona e Dr. Stan Hew Len* por Deborah Rei -- contribuinte frequente do New Times
http://www.self-i-dentity-through-hooponopono.com/article1.htm

[7]. The Christian Ho'oponopono Forgiveness Practice: Your Key to Forgiving Yourself, Accepting God's Forgiveness, Releasing Guilt and Fear, Finding Inner ... Letting go of Guilt Book1) por Angela Parish

[8]. Rev. Lynn
http://www.essenceofthedivine.com/hooponopono.htm
[9]. Braiding Sweetgrass: Sabedoria indígena, conhecimento científico e os ensinos

das plantas por Robin Parede Kimmerer
[10]. The Nourishing Traditions Book of Baby & Child Care de Sally Fallon Morell, Thomas S. Cowan

[11]. Heart and Hands , quinta edição: A Midwife's Guide to Pregnancy and Birth por Elizabeth Davis

[12]. Buffalo Woman Comes Singing por Brooke Medicine Eagle
[13]. Shakti - The Feminine Energy por Anandmurti Gurumaa

[14]. Cosmic Cradle, Edição Revisada: Spiritual Dimensions of Life before Birth by Elizabeth M. Carman, Neil J. Ph.D. Carman

[15]. "Que sera sera" written by Jay Livingston and Ray Evans
[16]. Nurturing Beginnings: Guide to Postpartum Care for Doulas and Community Outreach Workers por Debra Pascali-Bonaro, Jane Arnold, Marcia Ringel) [17]. Mulher de Shakti: Feeling Our Fire, Healing Our World por Vicki Noble

[18]. Womb Wisdom: Awakening the Creative and Forgotten Powers of the Feminine por Padma Aon Prakasha, Anaiya Aon Prakasha

[19]. Red Medicine: Traditional Indigenous Rites of Birthing and Healing (First Peoples: New Directions in Indigenous Studies) por Patrisia Gonzales

[20]. Katsi Cook: Instruções originais: Indigenous Teachings for a Sustainable Future por Melissa K. Nelson

[21]. The Crone, women of age wisdom and power por Barbara G. Walker

[22]. The ESSENE GOSPEL OF PEACE Book One the Original Hebrew and Aramaic Texts Translated and edited por EDMOND BORDEAUX SZEKELY "The Essene Gospel of Peace is an ancient manuscript found in the Vatican Library. É um documento maravilhoso de Jesus ensinando sobre como viver em harmonia com as leis da natureza."

[23]. Coming Full Circle por Lynn Andrews
[24]. The Continuum Concept: In Search of Happiness Lost (Classics in Human Development) por Jean Liedloff

[25]. Coyote Wisdom: The power of Story in Healing por Lewis Mehl-Madrona, M.D., Ph. D

[26]. Jan Hunt Natural Child Project www.naturalchild.org
[27]. Keola e o Kahuna
http://www.ulbobo.com/keola/hooponopono/keolakh.html

[28] **https://www.thehealthyhomeeconomist.com/50-in-utero-human-studies-confirm-risks-prenatal-ultrasound/**

Recursos

Ho'oponopono Birth™ www.hooponoponobirth.com

Ho'oponopono Doula™ www.hooponoponodoula.com

Matrilineal Ink™ www.matrilineal.cl

The Foundation of I, Inc.

www.hooponopono.org Zero-lag

www.zerolag.biz

Zero-wise

www.Zero-wise.com

IZI LLC

www.self-i-dentity-through-hooponopono.com

Mais informações sobre EFT Emotional Freedom Technique podem ser encontradas em: www.emofree.com e em outros sites online.

A oração de Morrnah pode ser encontrada em Surging life, e em outros lugares online. https://surginglife.com/wellness/ho-oponopono/technique/prayer/

A Oração de arrependimento pode ser encontrada em

Ho'oponopono e em outros sites online. http://ho- oponopono-explained.com/hooponopono-teachers/morrnahs-prayer-2/

I am Peace pode ser encontrada em The Twelve Steps of Ho'oponopono pela The Foundation of 'I' Inc (Freedom of the Cosmos).

Um Esboço do Huna Pule Ho'oponopono antigo, incluindo o Pilar de I, pode ser encontrado em

http://www.ulbobo.com/keola/hooponopono/ho'o.html

Sobre o autor

Sra. Jemmais Keval-Baxter reside em Valdivia, Chile com sua família, onde ela escreve, ministra cursos e oferece suporte individual para ajudar pais expectantes a realizar um nascimento ideal. Para mais informação sobre os livros, palestras, e as oficinas, consultem por favor seus sites em: www.hooponoponobirth.com, www.hooponoponodoula.com, e www.matrilinial.cl

A Paz do Eu

KA MALUHIA O KA "I"

Que a paz esteja com você, toda a minha paz,

O ka Maluhia no me oe, Ku'u Maluhia a pau loa

A Paz que é "Eu", a Paz que é "Eu "I" sou".

Ka Maluhia o ka "I", owau no ka Maluhia,

A Paz para agora, sempre, eternamente.

Ka Maluhia no na wa a pau, no ke'ia wa a mau a mau loa aku.

Minha Paz Eu "I" deixo com você, Ha'awi aku wau "I" ku'u

Maluhia ia oe

Minha Paz Eu "I" deixo com você,

waiho aku wau "I" ku'uMaluhia me oe

Não é a Paz mundial, mas, apenas a Minha Paz, A'ole ka Maluhia o

ke ao aka, ka'u Maluhia wale no, A Paz de Eu "I".

Ka Maluhia o ka "I"."

"I" é a palavra havaiana para o Divino, e pode ser pronunciado como E, em Havaiano.

www.ingramcontent.com/pod-product-compliance
Lightning Source LLC
Chambersburg PA
CBHW022332280326
41934CB00006B/604